健康科普
中国行

营养与健康系列

左小霞 王晶 闫旭 张晔〇主编

老年人养生，

这样吃更好

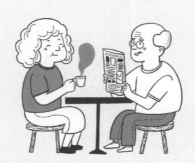

四川科学技术出版社

·成都·

图书在版编目（CIP数据）

老年人养生，这样吃更好 / 左小霞等主编. -- 成都:
四川科学技术出版社, 2023.2
（健康科普中国行. 营养与健康系列）
ISBN 978-7-5727-0838-1

Ⅰ.①老… Ⅱ.①左… Ⅲ.①老年人－饮食营养学
Ⅳ.①R153.3

中国版本图书馆CIP数据核字(2023)第017016号

健康科普中国行营养与健康系列
老年人养生，这样吃更好

JIANKANG KEPU ZHONGGUOXING YINGYANG YU JIANKANG XILIE
LAONIANREN YANGSHENG ZHEYANG CHI GENGHAO

主编　左小霞　王晶　闫旭　张晔

出 品 人　程佳月
策划编辑　张 扬
责任编辑　刘 娟
助理编辑　刘倩枝
责任校对　罗 丽
封面设计　象上设计
装帧设计　四川省经典记忆文化传播有限公司
责任出版　欧晓春
出版发行　四川科学技术出版社
　　　　　地址：成都市锦江区三色路 238 号　　邮政编码：610023
　　　　　官方微博：http://weibo.com/sckjcbs
　　　　　官方微信公众号：sckjcbs
　　　　　传真：028-86361756
成品尺寸　170mm×240mm
印　　张　14
字　　数　280 千
印　　刷　唐山富达印务有限公司
版　　次　2023 年 3 月第 1 版
印　　次　2023 年 3 月第 1 次印刷
定　　价　58.00 元

ISBN 978-7-5727-0838-1

邮　　购：成都市锦江区三色路 238 号新华之星 A 座 25 层　　邮政编码：610023
电　　话：028-86361758

《老年人养生，这样吃更好》

编委会

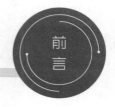

根据联合国的划分标准，当一个国家60岁及以上人口比例超过10%或者65岁及以上人口比例超过7%，则认为该国进入"老龄化"社会；当这两个指标翻一番（即60岁及以上人口比例超过20%或65岁及以上人口比例超过14%）的时候，则认为该国进入"老龄"社会，也可以说是"中度老龄化"社会。按照这一标准及人口预测结果，我国2000年进入"轻度老龄化"社会，2025年将进入"中度老龄化"社会。而人至老年，由于身体各种器官功能逐渐减退、全身肌肉含量下降等因素，加之行为危险因素尤其是饮食因素对慢性病发病的影响，随之而来的各种慢性疾病发病率明显升高，如糖尿病、高血压、低蛋白血症、骨质疏松症、阿尔茨海默病等。我国慢性病患者基数仍将不断扩大。《"健康中国2030"规划纲要》明确把加强老年人群健康服务、提高人均预期寿命作为要实现的目标之一。

如何加强老年保健、延缓衰老进程、防治各种老年常见病，已成为当前生物医学研究领域的重大研究课题之一，老年人营养是其中极为重要的一个环节。合理的营养有助于延缓衰老、预防疾病，而营养不良或营养过剩则有可能加速衰老和疾病发生的进程。本书用浅显易懂的语言，使老年人及其家人认识到人体进入到老年阶段所发生的生理变化，针对这些生理变化，详细讲解老年人应如何科学膳食，如何吃得营养健康，生病了应该怎么吃以及目前常见的饮食误区有哪些。

希望这本理论紧密联系实际的书能帮助老年人吃出健康，吃出长寿。

目 录

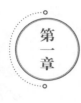

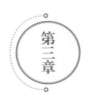

老年人的营养需求

老年人的膳食指南、食物选择及运动

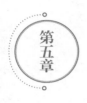

老年人饮食的不二法则

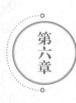

食物性味大盘点

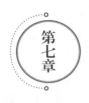

百岁老年人都在吃什么

老年人健康饮水至关重要

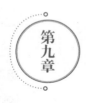

老年人常见疾病的营养指导

老年人常见食补方

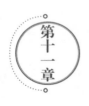

顺时而食，时节吃对应季食

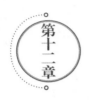

老年人饮食与养生五十问

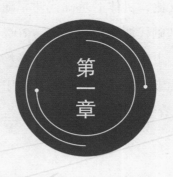

老年人的生理特点

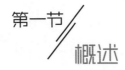

第一节
概述

从成年后期到死亡，正是各种机体功能逐渐走向衰退的过程，这个过程是全身性、进行性、衰退性的。物质代谢是一切生命存在的基础，代谢的快慢与生命的进程成反比，机体的基础代谢率随着年龄增大而降低。与中年人相比，老年人的基础代谢率降低15%～20%。同时，随着年龄的增长，碳水化合物、脂肪、蛋白质、矿物质代谢等均呈下降趋势。碳水化合物代谢的降低是衰老的标志之一，在蛋白质代谢中以骨骼肌蛋白合成降低最为明显，而体脂含量随着年龄增长而明显增加。

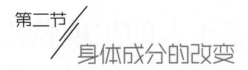

第二节
身体成分的改变

老年人体内的水分比青年人少8%～9%，脂肪含量增加，组织细胞减少，表现最明显的为肌肉细胞。肌肉的衰老主要表现为肌纤维变小、萎缩，肌纤维数逐渐减少，肌肉变硬、失去弹性，肌肉总量减少，甚至出现肌少症。75岁以上老年人肌肉细胞数量减少约30%。肌肉工作能力的下降也是衰老的重要指标。

老年人的骨骼会逐步变脆，骨髓的再生能力会降低；骨骼中有机物的含量逐渐减少，骨小梁数目减少，骨皮质变薄；肌纤维逐渐萎缩，弹性变差，肌力减退。因此，老年人的身高和体重随着年龄的增长逐渐变矮和减轻，身体会出现弯腰、弓背的现象，易发生骨质疏松症及骨折，还易出现肌肉疲劳和腰酸腿疼等症状。

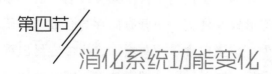

第三节

呼吸系统功能变化

老年人呼吸系统生理特点如下：

①鼻及支气管黏膜萎缩，纤毛细胞数量减少，运送能力减弱，使排出黏液及尘埃的功能减退。巨噬细胞的吞噬能力也逐渐减退，杯状细胞增多，导致分泌物增多，且黏稠度大。因而，老年人更容易发生呼吸道感染。

②胸廓弹性降低及胸壁顺应性降低，胸式呼吸减弱，腹式呼吸相对增强。

③肺泡壁变薄，肺萎缩、变小。由于呼吸肌、膈肌以及韧带萎缩，肋软骨钙化，使肺及气管、支气管的弹性降低，呼吸功能减退，肺泡经常性扩大而易患肺气肿，导致肺活量及通气量明显下降。

因此，老年人易发生呼吸道感染、肺气肿、慢性阻塞性肺疾病等健康问题，严重者发生呼吸衰竭。

第四节

消化系统功能变化

口腔

随着年龄的增长，牙及牙周组织发生退行性变化，可见牙龈炎等病变，甚至出现牙齿松动、脱落，从而影响咀嚼功能，导致进食减少和消化不良。唾液腺也随年龄的增加而出现萎缩性变化，唾液淀粉酶分泌量明显减少，亦可引起消化功能障碍。

食管

随着年龄的增长，食管下段的括约肌松弛，食管蠕动性收缩减少，蠕动功能减弱，食管排空延迟。

胃、肠道

老年人胃黏膜萎缩、变薄、变白，胃液分泌以及血流量均减少，导致胃肠运动功能减退。老年人胃平滑肌萎缩，收缩功能降低，胃蠕动减弱，排空延迟，代谢产物、毒素不能及时排出，易出现消化不良、不同程度的便秘以及胃黏膜糜烂、胃溃疡。同时由于胃酸的缺乏、胃蛋白酶分泌的减少，造成胃内杀灭细菌的作用及消化功能减弱，导致营养物质吸收受到影响，易出现炎症、溃疡及贫血等。

肠黏膜上皮细胞也随着年龄增长而减少甚至萎缩，肠平滑肌变薄，蠕动无力，小肠对营养物质的吸收功能大大减退。同时，肠液也在逐渐减少，消化功能明显减弱。

肝、胆、胰

肝脏是机体重要的物质代谢器官。50岁以后，肝细胞减少，肝细胞出现脂质浸润、空泡形成及硬变，使肝脏储存与合成蛋白质功能减弱，故血浆白蛋白含量减少，球蛋白含量相对增加，机体容易出现蛋白质负平衡，最终导致低蛋白血症。同时，肝脏解毒功能下降，代谢减慢，易出现药物性肝损伤。

随着年龄增长，胆道系统弹力纤维和胶原纤维增生，胆囊壁和胆管壁增厚、弹性减低、黏膜萎缩。但是胆囊浓缩以及胆汁排泄功能不减退，所以胆汁容易稠厚，胆固醇含量较高，易出现胆囊炎和胆石症。

胰腺由于脂质浸润及腺体细胞的萎缩，导致胰蛋白酶、脂肪酶等消化酶分泌减少和活性降低。由于胃酸分泌减少、消化酶分泌减少和活性下降，严重影响淀粉、蛋白质、脂肪的消化和吸收。

第五节
神经系统功能变化

大脑结构和功能的改变是老年人重要的生理特征之一。随着年龄的逐渐增长，神经系统的总趋势是衰退，主要表现在大脑重量逐渐减轻，脑细胞数量明显减少。教育部老年服务与管理专业教学资源库数据显示，60岁时大脑皮质细胞数减少20%～25%，小脑皮质神经细胞减少25%；70岁以上老年人神经细胞总数减少45%。同时，脑结构也发生了变化，如脑室扩大、脑膜增厚、脂褐素沉积增加。来自中国知网《长寿》等期刊上的研究发现，一般老年人脑重量与年轻成熟期最大脑重量相比减少6.6%～11%，70～90岁老年人大脑神经细胞比年轻时减少20%～45%。

此外，中枢神经和末梢神经的生理功能也减退。一般在40～50岁时，四肢末梢神经传导速度开始减慢；80～90岁时，较年轻时减慢15%～30%。老年人上、下肢末梢神经传导速度减慢程度大致相同。老年人的深反射消失比例随年龄的增长而增高，65岁以上老年人中深反射消失者占27.5%。

脑组织的退行性改变和脑动脉血管粥样硬化、血管壁变薄，是脑出血的病理基础。同时，脑血流量减少，脑内的蛋白质、脂质含量减少，导致大脑的生理功能发生变化，出现记忆力降低、易疲劳、对外界反应迟钝以及感觉和平衡能力减退，甚至引发阿尔茨海默病和老年性精神障碍等。

第六节
循环系统功能变化

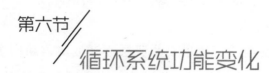

随着年龄的增长，心肌肥大，心肌纤维内脂褐素沉积，出现心肌纤维化，心肌代偿功能不全，心脏收缩功能随年龄增长而下降，心排血量减

少，左心室随年龄增长而逐渐变厚，心肌顺应性降低。心脏传导系统也发生改变，窦房结内的起搏细胞数量减少，心肌纤维减少，容易引起心率减慢及产生异位兴奋，出现心律失常。

随着年龄的增长，动脉血管弹性减退，血管内阻力增加，动脉逐渐硬化，动脉内膜增厚；静脉壁张力减小、弹性降低及静脉瓣功能减退。由于心脏和血管的结构改变，功能也逐渐减退，导致循环血量减少，心血管意外的发生概率明显增加。

同时，自主神经功能不稳定，对血压的调节功能差；冠状动脉血管粥样硬化，血管腔变窄，斑块易破溃、脱落；老年人心排血量较年轻人平均减少30%～40%；窦房结内的自律细胞减少。因此，老年人容易出现体位性低血压、心肌梗死、心动过缓、期前收缩、心房颤动及传导功能障碍等健康问题。

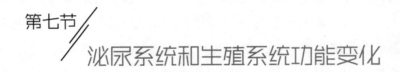

第七节
泌尿系统和生殖系统功能变化

泌尿系统

随着年龄的增长，肾脏逐渐萎缩变小，重量减轻，肾小球数量变少，间质纤维化，包膜增厚；肾动脉硬化，肾血流量减小，导致肾小管缺血，浓缩功能减退，肾小球滤过率降低，引起肾功能减退，出现尿多、夜尿频繁甚至水肿、高血压等。

老年人膀胱发生的变化主要是肌层逐渐变薄、肌肉萎缩，膀胱括约肌收缩无力，纤维组织增生，容量减小。由于膀胱内经常会残留尿液，加上神经系统的改变，致使膀胱出现不自主的收缩，可引起尿失禁、尿急、尿频或夜尿增多等现象。老年男性一般都有前列腺肥大，老年女性则有膀胱出口部腺体增生、纤维组织增生变厚等，这些均可影响排尿。随着年龄的增长，尿道可发生纤维化而变硬，有的可见尿道口发生硬化，致排尿不畅，严重时可见排尿困难。

生殖系统

生殖系统的变化方面，女性可见乳房脂肪沉着，乳晕及乳头萎缩；外生殖器萎缩，分泌物减少，小阴唇黏膜变干及苍白；阴道上皮细胞萎缩，阴道细胞缺乏糖原，酸性降低，阴道感染发生率高；子宫颈萎缩，卵巢缩小并硬化。

男性50岁以后前列腺腺叶出现萎缩，腺体分泌减少至消失。60～65岁前列腺淀粉样小体增大，数量增多，平滑肌组织萎缩，结缔组织增生；前列腺可由栗子样大小增生至鸡蛋大小或鹅蛋大小，可使尿道部分或全部阻塞。所以，前列腺的变化是男性更年期的标志。

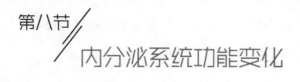

第八节
内分泌系统功能变化

随着年龄的增长，人体的内分泌器官会出现衰老性变化，如垂体、甲状腺、肾上腺重量减轻，胸腺、睾丸、卵巢内分泌腺萎缩，体内激素水平下降。

甲状腺

至老年期时，甲状腺腺体萎缩变小明显，甲状腺滤泡缩小，结缔组织增生，导致甲状腺功能减退，甲状腺素分泌减少，从而引起老年人代谢功能降低、耐寒力差及活动能力下降。

甲状旁腺

老年人甲状旁腺主细胞减少，结缔组织和脂肪细胞增多，间质脂肪组织增多，甲状旁腺激素水平改变，钙离子吸收减少、转运减慢，血清总钙和钙离子含量均比年轻人低。由于雌激素水平降低，抑制甲状旁腺激素的能力下降，从而影响老年人的骨代谢，导致骨量减少甚至骨质疏松症。

胰腺

胰腺是老年人内分泌器官中改变最明显的器官，除随着年龄的增长萎缩变小外，胰腺还可出现纤维化、硬化改变，使老年人胰岛功能减退，胰岛素分泌减少。因此，老年人容易发生糖尿病。

下丘脑与垂体

下丘脑是体内自主神经的中枢，其老化是各器官及其功能老化的起始。随着年龄增长，下丘脑调控内源性多巴胺、去甲肾上腺素等含量减少，老年人易出现内环境失衡。对垂体而言，其重量会随着年龄增长而有明显改变。50岁之后，血中生长激素和催乳素水平显著下降，而促甲状腺激素、促肾上腺皮质激素、促性腺激素水平均明显升高。

肾上腺

老年人肾上腺重量可有轻度减轻，纤维组织增生，肾上腺皮质萎缩，分泌功能减退，皮质醇、醛固酮等肾上腺皮质激素的水平降低，应激能力减弱。故老年人容易出现低血压、低血糖、倦怠、食欲减退及消瘦等症状。

性腺

睾丸或卵巢萎缩退化，性激素分泌减少，使老年人的性欲减弱。女性50岁左右即可出现卵巢萎缩，发生更年期综合征。男性的性腺出现退化较女性晚一些，性功能下降相对缓慢。

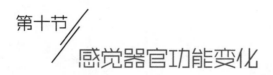

第九节 免疫系统功能变化

胸腺是中枢免疫器官，是全身T淋巴细胞的发源地，也是T淋巴细胞分化、成熟的场所。60岁以后，胸腺重量明显减少，激素分泌同样减少。血中胸腺肽浓度下降，使T淋巴细胞分化、成熟和表达水平明显降低。

血中淋巴细胞总数随着年龄增长而减少，B淋巴细胞对T淋巴细胞依赖抗原刺激的应答能力下降，抗体生成的细胞数亦受到影响。抗体生成受到影响，T淋巴细胞杀伤效应、增殖情况及细胞因子产生都有变化。

免疫功能的低下主要是因为细胞因子如自然杀伤细胞、肿瘤坏死因子等水平下降。免疫功能低下，对细菌、病毒产生的抗体效价降低。因此，老年人易患感染性疾病，且病情复杂、难以控制，恢复时间长。

第十节 感觉器官功能变化

感觉器官是与外界环境发生联系，感知周围事物变化的一类器官。在65岁左右，老年人的各项感觉器官会衰退，感知能力会退化，最先的表现是视力和听力的下降，这将大大妨碍老年人获得周围环境信息。

人们最先获得外界环境信息的途径是视觉，老年人出现上眼睑下垂，下眼睑松弛，出现眼袋；眼角膜逐渐变厚，晶状体混浊变黄，使得老年人视近物能力下降，对明暗度感觉能力降低，需要较长的时间来适应光线的明暗变化；对颜色的识别能力下降，在老年人眼中，鲜艳的色彩会变得灰暗；泪液分泌减少；眼底血管硬化，视网膜变薄。因此，老年人易出现老视、青光眼、白内障及视网膜病变等。

听力下降是大多数老年人都存在的问题。老年人听力衰退主要表现有两点：经常性地短时间内失去听力和对高频声不敏感。老年人的最适听觉距离为3米，最大不超过7米，这使得老年人在交谈时喜欢靠近交谈者。因此，老年人倾向于安静的、围合感较强的社交空间。耳蜗和听神经的变性易导致老年人感觉神经性耳聋。

作为对视觉和听觉的补充，老年人经常通过触摸、品尝、闻味来辨别事物。但由于新陈代谢减缓以及肌肉反应能力减退，老年人在触觉、味觉和嗅觉等方面的感知能力均明显下降，表现不敏感。口腔黏膜萎缩、唾液减少及味蕾萎缩易导致老年人食欲减退。皮肤皮下脂肪减少，汗腺减少，导致皮肤松弛、弹性差、干燥。同时触觉、压觉等阈值升高，敏感性下降，分辨感变差，因而易被撞伤、刺伤而无感觉。

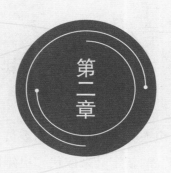

第二章

更年期

更年期是大部分人一生中所必须经历的一个阶段，与青春期标志着性成熟一样，更年期的到来意味着性功能的衰退。这时不可避免地会出现身体的一些变化和不适应，但不必过度紧张，这些表现是正常现象，大部分人都能平稳度过。而更年期作为性成熟期至老年期的过渡阶段，本章将分多节介绍更年期的概念以及生理、心理变化等。

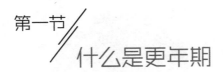

第一节

什么是更年期

1994年，世界卫生组织人类生殖特别规划委员会认为，更年期定义欠明确，建议以"围绝经期"的新定义来取代"更年期"一词。围绝经期包括绝经前期、绝经期及绝经后期。由于这一新名词系统推行还不够普及，尚未被大众所熟悉，因此本书仍沿用"更年期"这一概念。

更年期（围绝经期）指女性从出现卵巢功能衰退的征兆到最后一次月经后一年内的时间，年龄为45～55岁。从出现卵巢功能衰退的征兆到最后一次月经即为绝经过渡期，绝经是指女性一生中的最后一次月经。而围绝经期或绝经过渡期开始的年龄及持续时间因个体差异较大，一般为1～12年。

但更年期可不是女性的专利，对于男性而言，更年期多发生在40～65岁，是男性由中年期过渡到老年期的一个特定时期，此时期随着体内性激素水平的下降，身体和心理出现相应的变化。由于雄激素下降是呈渐进性的，所以男性更年期症状一般不如女性明显。据统计，30%～70%的男性可能会出现不同程度的更年期症状和体征。

更年期的特点

更年期主要表现为人体的内分泌功能减退或失调，其中最突出的是性腺功能的变化，这一变化或轻或重。更年期由于体内一系列平衡失调，使人体的神经系统功能与精神活动状况的稳定性减弱，从而导致人体对环境的适应能力下降，对各种精神因素和躯体变化都比较敏感，以致出现情绪波动，感情多变，并可诱发多种疾病。如果在进入更年期前，对此变化有足够的精神准备及清晰的认识，则可在心理上较快地适应更年期机体内环境改变而带来的变化，从而可以避免或减少各种症状的发生，平安度过更年期，顺利迈进老年生活。

第三节

何谓过早绝经、迟发绝经

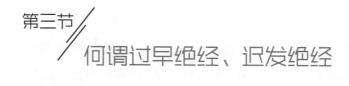

何谓过早绝经

极少数女性在40岁前绝经，大约占1%，40岁前发生的绝经可称为过早绝经。因为这种情况主要见于卵巢功能过早衰退，故又称"卵巢早衰"。

何谓迟发绝经

如果超过55岁后才绝经，可称为迟发绝经。发生迟发绝经的原因比较复杂，可能受个人的身体素质、营养状况、生活习惯、家庭及社会环境等因素的影响。对于因某些疾病导致更年期女性子宫出血而造成继续行经的假象，应引起足够的重视，并加以鉴别和排除。

第四节 绝经后女性生殖器官有什么变化

卵巢是女性的性腺，是维持女性性征的主要器官。自出生以后，经青春期、生育期至绝经后更年期，女性卵巢的形态及功能有一系列的动向性变化。绝经后由于卵巢分泌的性激素水平低落，致使依赖于性激素调节的女性生殖器官也开始退化、萎缩，纷纷衰老。

外阴

外阴是雌激素依赖器官，当雌激素不足时，外阴失去大部分胶原、脂肪和保留水分的能力，腺体萎缩，皮肤变薄、干燥、易裂，有时出现瘙痒。阴阜和大小阴唇的皮下脂肪减少，阴唇萎缩，阴毛稀疏或脱落。

阴道

由于雌激素减少，使阴道缩短、变窄、皱褶减少，阴道壁变薄，弹性减弱，阴道黏膜萎缩、变薄，毛细血管易破损而出血。由于阴道的萎缩，尿道和耻骨联合的角度变得平直，尿道外口与阴道口十分接近，很容易发生尿频、排尿不适和尿道感染。此外，阴道上皮细胞糖原含量减少，使乳酸杆菌减少，阴道酸度减小，导致阴道自净作用减弱，菌群失调，有利于致病菌的生长、繁殖，故易患老年性阴道炎，感染严重时可引起溃疡、糜烂，使阴道粘连。

子宫

子宫颈萎缩，分泌的黏液减少，鳞状上皮变薄，易受伤出血。子宫颈管有时可因萎缩、狭窄而堵塞，造成子宫腔积液、积脓。子宫颈的柱状上皮和鳞状上皮萎缩上移，子宫颈柱状上皮移位可以自然消失。子宫体逐渐缩小，肌壁变薄，子宫内膜萎缩、变薄，变得光滑、苍白，不再有周期性变化。盆底组织松弛，韧带失去弹性，易发生子宫脱垂。

可见，绝经后期，卵巢功能迅速减退，体内雌激素水平明显下降，是导致女性一系列退化性生理变化的主要因素。

第五节 / 绝经后女性非生殖器官有什么变化

现有研究明确表明，雌激素受体除存在于生殖系统外，亦存在于全身其他系统各器官的细胞，如皮肤、毛发、心肌细胞、血管内皮细胞、平滑肌细胞、成骨细胞和破骨细胞等。绝经后卵巢内分泌功能衰退，雌激素水平低下，导致女性机体内环境的改变，其影响是全身性的。多数会出现泌尿系统的改变，皮肤、毛发的改变，骨量的改变，心血管系统的改变，脑功能及神经系统的改变以及第二性征的退化等，分述如下。

泌尿系统的改变

雌激素对维持膀胱及尿道黏膜的完整性有重要作用。雌激素严重缺乏时，膀胱、尿道壁变薄，平滑肌弹性减弱，会引起绝经后膀胱炎或萎缩性尿道炎，出现尿频、尿急、尿道烧灼感，也可出现血尿，但尿液检查并无感染表现，尿培养也无致病菌，还会出现膀胱或尿道憩室、尿道黏膜脱垂、尿道肉阜。膀胱肌肉收缩力下降，可出现残余尿。膀胱、尿道萎缩后解剖位置改变，盆底肌及尿道括约肌松弛，易出现压力性尿失禁、遗尿症或排尿困难。膀胱萎缩还会导致膀胱容积减少，夜尿增多。

皮肤、毛发的改变

皮肤是雌激素作用的重要靶器官，含有雌激素受体，能代谢雌激素。绝经后雌激素水平降低，皮肤的血流量减少，上皮胶原合成减少，皮下脂肪减少，导致皮肤弹性降低、红润消失、变薄、干燥、脱屑、瘙痒、失去光泽、出现皱褶。皮肤的感觉也日渐减弱，组织再生能力差，创伤不易愈合。皮肤免疫功能减退，抵抗力降低，易导致感染及肿瘤。

进入老年期，毛囊上的雌激素受体减少，皮脂腺分泌也减少，毛发的髓质和角质退化，使毛发变得细软，易脱落。由于雌激素水平低落，雄激素作用相对明显，导致面部及唇周汗毛增多。

骨量的改变

绝经后期，女性易发生腰腿疼痛，其中一个主要因素是骨质疏松症。骨质疏松症是指全身性的骨量减少，伴有骨微结构改变以致骨脆性增加，易发生骨折的疾病。现已发现女性骨量的丢失与雌激素水平下降成比例。低水平的雌激素，使骨形成和骨吸收过程的动态平衡关系被破坏，钙向骨骼中沉积的速度减慢，而骨钙转化成血钙的速度加快，骨吸收速度超过骨形成，导致骨量丢失。骨量丢失造成骨密度降低、骨皮质变薄、骨小梁减少变细、骨的脆性增加，严重时造成脊椎变形、椎间盘突出，出现个子变矮、驼背、腰背疼痛，甚至骨折。

心血管系统的改变

长期观察显示，女性在绝经前，冠心病的发生率低于男性，而绝经后，女性的发生率快速增加，随着年龄的增长呈指数上升。大量流行病学的研究发现，雌激素的补充治疗可使缺血性心脏病的危险性降低35%～45%，心肌梗死的危险性减少50%，说明雌激素对女性心血管系统有保护作用。绝经后体内胆固醇、甘油三酯和致动脉粥样硬化脂蛋白（低密度脂蛋白和极低密度脂蛋白）升高，而抗动脉粥样硬化脂蛋白（高密度脂蛋白）下降，使动脉粥样硬化斑块易于形成，冠心病发病率升高。另外，绝经后胰岛素抵抗程度增加，易发生糖尿病，还易出现高血压、肥胖及血管神经功能障碍，这些都会影响脂质代谢的调节和动脉壁的功能，使心血管疾病的发生率增加。绝经后心脏传导系统功能出现退行性改变，易发生心律失常；心包外脂肪增多、心内膜增厚，可使心排血量减少，心脏储备能力减弱，心脏功能衰退。

脑功能及神经系统的改变

一些神经元有雌激素受体，对神经元的分化、存活、再生起促进作用。随着年龄增加，一方面，神经发生退行性改变；另一方面，雌激素的缺乏也参与神经组织功能的减退，使神经系统中的神经介质、酶减少，神经细胞膜代谢障碍，神经冲动在神经中的传导速度逐渐下降，致使机体对外界刺激的反应减弱、适应能力不如从前、睡眠质量下降、精力难以集中、记忆力衰减、智力下降，甚至发生阿尔茨海默病等。雌激素还参与单胺类神经递质的代谢调节，有抗抑郁作用。绝经后女性易出现抑郁、焦虑、失眠等，说明雌激素的缺乏会影响女性的精神和情绪。

第二性征的退化

随着雌激素的减少，女性第二性征也逐渐退化，乳房萎缩、肩部变宽、腰身消失，女性体形逐渐消失，少数人可有嗓音低沉和多毛现象。这时的女性从生理上开始走向衰老。

第六节

男性更年期会有阶段性生理变化吗

以前，人们一直认为男性没有更年期，没有女性那样明显的更年期综合征。近年来，随着生理知识的不断普及和医学的发展，科学家们还是发现了男性更年期的许多生理变化特征。男性和女性一样，都必须经历生命的转折期，也就是衰退过渡期，他们在这一时期的种种变化虽然不如女性那样明显，但也处处可见，如脾气暴躁、多疑、抑郁、不爱出门等。

一般地说，男性更年期时的生理变化没有女性那样明显和强烈，更多的是渐变性的。比如，到50岁左右会有性欲减退、情绪改变等表现，除此还表现在视力减退、皮肤松弛变皱、心脏功能下降、肺活量减少、脂肪积聚、腰腿变得无力等渐衰、渐少、渐变过程中。

而男性更年期的生理、心理变化同样是源于其体内雄激素的减少，所以现在有不少专家开始关注男性更年期，"男性更年期"已成为一个专有名词，男性更年期的保健和防病也已成为不少专家的研究课题。

第七节
影响更年期心理变化的因素有哪些

影响更年期心理变化的因素很多，有自身身体上的改变引起的情绪和心理上的改变，也有社会因素引起的改变。

内在因素

人在步入更年期后，生殖、内分泌和神经系统及机体其他各器官均会发生一系列的改变，而这些改变在一定程度上是导致心理变化的内在因素。

更年期大脑萎缩，脑血流量减少，神经传导速度下降，自身各系统功能协调能力变差，往往使一些人出现说东道西、做事颠三倒四、记忆力减退的现象，同时对外来的刺激也不能及时做出相应的保护性措施。

更年期听力减退，使个别人在与别人交流时弄不清对方在谈论什么，语言交流发生了障碍，与周围的人不容易进行信息沟通，难以达到双方的互相理解。

外在因素

生活方式、饮食起居、周围环境、家庭气氛等都是影响更年期心理变化的重要外在因素。一些人在更年期时，生活、学习、工作的环境发生了一定变化，原来的生活节律被打乱，睡眠规律也产生改变，再加上其生理功能的改变，使人产生悲观、焦虑及孤独的心理反应。另外，在事业上受了挫折而产生的苦恼、沉闷的心情以及职业的调动、住房的迁移、婚姻的变化和职务的升降等，也都会引起一系列的心理变化。

更年期心理健康与否，内外因素都起着十分重要的作用。一切心理反应都可以作用于生理活动，一切生理因素也都可以影响心理活动，两者是互相依存的关系。

第八节

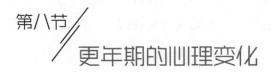

更年期的心理变化

人到了更年期，由于各种内在和外在因素的影响，在心理上会出现各种各样的改变，归纳起来有以下几种。

悲观心理

有些人到了更年期往往会产生一种悲观、失望的心理。有些人认为年纪不饶人，夕阳西下，产生一种无用感及自弃感；还有一些人对更年期出现的一些症状，感到精神压力极大，整日愁眉苦脸、情绪低落；更年期记忆力减退，精力不足，部分人对自己所出现的症状估计不足，加之医学知识缺乏，对更年期出现的症状忧心忡忡，更易产生悲观的心理反应；还有一些人无端怀疑自己，把生活、工作中的一些小毛病和过失说成是严重错误，为此整日悲悲切切，甚至消极厌世。

孤独心理

这类人主要表现为固执、不合群、无话或话少、对生活和工作都感到无聊并失去兴趣。他们常常感到孤独、寂寞，希望有人与之交谈、聊天，但若真的有人与其交谈时，却常常稍不注意即失去兴趣。

焦虑心理

焦虑是一种担心事情发生的恐惧心理，是更年期常见的一种心理反应。常自诉食欲下降、头痛头昏、心悸胸闷、失眠多梦，表现为坐卧不安、发抖、出汗、面部潮红、呼吸急促、心跳加快。在这种心理及其症状的困扰下，人的活动会受到限制，会害怕外出旅游，害怕孤单，害怕无援。这种焦虑心理可持续几分钟、几小时，也可以持续几周、几个月，轻则只引起轻度的躯体不适，重则足以使人丧失正常的工作、生活能力。因此，有持久、严重焦虑的人则需及时就医。

抑郁心理

更年期的抑郁症状包括基本症状、情感症状和躯体症状。基本症状表现为各种适应能力下降，兴趣爱好丧失，人际关系淡漠，对人漠不关心、不热情，不能胜任工作；情感症状表现为忧郁悲观，后悔自责，丧失自信心，甚至绝望；躯体症状表现为全身不适感，多疑，且多伴有焦虑症状及心烦、紧张、易激惹等。这些症状的出现与个人激素水平改变、个人心理素质、性格特点、文化修养、生活经历、对客观事物的态度及自身所处的环境有关。中国精神卫生调查成果新闻发布会公布的一项调查成果显示：抑郁障碍在中国的分布特征为女性患病率高于男性，失业者高于就业者，分居、丧偶或离婚者高于已婚或同居者。《中华妇产科杂志》曾发文，有调查显示更年期抑郁症状的发生率为46.1%，但抑郁症状不等于抑郁症。抑郁症的产生是由于情绪的紧张和长期的内心冲突，使神经活动强烈而持久地处于紧张状态，超过了神经系统调节能力所能耐受的阈限。所以更年期抑郁症状如得不到及时的心理干预和心理治疗，将可能会发展为更年期抑郁症，危害严重。

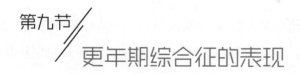

第九节 更年期综合征的表现

更年期综合征的表现大致归纳为以下几点。

血管舒缩失调症状

血管舒缩失调表现为阵发性潮热，即突然感到发热，潮热涌向颈部及面部，然后出汗、畏寒；有时扩散到脊背及全身，表现为大汗淋漓，历时数秒到数分钟。有的更年期女性表现为心慌气急，可在夜间睡眠时因胸闷憋醒，严重者出现一过性血压升高、血管痉挛性头痛等症状。潮热是更年期最常见且最典型的症状。

月经失调症状

月经失调是更年期开始的最早信号，临床上将其分为下列4种类型。①突然绝经型：约有三分之一的女性在绝经的年龄，月经突然停止12个月以上，使她们较容易认识到自己进入了绝经期。②经量减少型：有些更年期女性月经周期正常，但经量逐渐减少至绝经。③周期延长型：指月经周期逐渐延长，经期缩短至绝经。④不规则型：有的更年期女性表现为月经频发，经期延长，经量增多，经过一段时间后才进入绝经期。

精神神经症状

有的更年期女性表现为易激动、紧张，甚至狂躁，难以控制自己的情绪；有的表现为忧郁、焦虑、内心不安、表情淡漠，甚至发展成严重抑郁性神经症；有的两种表现同时存在，有时情绪高亢，有时郁郁寡欢。此外，常伴有失眠、易疲劳、记忆力减退等症状。

新陈代谢障碍症状

由于新陈代谢及脂肪代谢紊乱且活动量少，导致肥胖及体形变化。因骨质吸收加快，导致骨质疏松症，表现为腰背部及腿部疼痛、驼背、身高降低、易骨折等。

生殖器官萎缩症状

因生殖器官逐渐萎缩致阴道分泌物减少，性生活出现疼痛或性交困难。因阴道黏膜变薄，阴道酸度减小，抗菌能力下降，导致泌尿系、生殖道细菌感染。

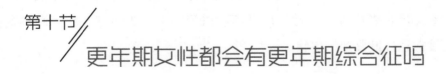

第十节

更年期女性都会有更年期综合征吗

以往认为更年期综合征是不可避免的，现在应改变这一观点。统计表明：约有三分之一的女性通过自身的神经内分泌调节达到新的平衡而不出现更年期综合征；有的只有一种症状，如潮热，但这不属于更年期综合征，而称之为更年期症状。约有三分之二的更年期女性出现一系列因雌激素减少所致的症状，如月经紊乱、心悸不适、心动过速或过缓，高血压、冠心病发生率增高；生殖器官开始萎缩，易发生性功能障碍；出现心情不愉快、易激动、失眠、多虑、抑郁等精神症状；发生骨质疏松症等。

第十一节 更年期综合征需与哪些疾病相区别

更年期是许多器质性疾病的好发阶段。一些更年期综合征的症状也常常是某些器质性疾病的先兆症状，而且更年期综合征的症状多而繁杂，几乎影响到全身各系统，常与某些器质性疾病相混淆。因此，认真地进行鉴别诊断是非常重要的。

甲状腺功能亢进

两者都可出现畏热、多汗、精神症状。但甲状腺功能亢进患者多为持续性发作，以白天为主；更年期综合征患者多为阵发性发作，以夜间为主。进行甲状腺功能检查即可确诊。

冠心病

两者都可以出现心前区疼痛、不适。典型的冠心病心绞痛是胸骨后或心前区突发的压榨性或窒息性疼痛，且向左肩放射，持续时间很少超过15分钟，舌下含服硝酸甘油片1~2分钟即缓解或消失。更年期综合征患者由于自主神经功能紊乱使血管舒缩功能失调，出现心前区疼痛、心悸等症状，疼痛多表现为可忍受的持续性心前区钝痛，含服硝酸甘油片后疼痛不能缓解，而选用调节自主神经功能的药物（谷维素）常有效。另外，心绞痛与活动、情绪、精神有关，疼痛发作时行心电图检查，冠心病多有心电图改变，常可确诊，而更年期综合征无变化。

高血压

两者都可出现头痛、头晕、血压升高。更年期综合征的血压升高和高血压不同，其主要鉴别在于：①高血压患者有明显的原发病史，血压升高呈持续性，收缩压、舒张压都超过正常水平，尤其老年性高血压多为舒张压升高；更年期综合征患者仅有收缩压升高，舒张压正常，一天中波动范围较大，睡眠后血压往往降至正常范围。②高血压患者常伴有头痛、头晕、心悸等心血管症状，而更年期综合征患者则伴有阵热、皮肤潮红、多汗等自主神经功能紊乱的症状。③高血压患者常有明显的胆固醇升高，有眼底或心电图的改变；更年期综合征患者则有雌激素水平下降，眼底及心电图多无异常。

食管癌

有的更年期综合征患者常常有咽喉部异物感，但不影响吞咽，经检查无器质性病变，多由于自主神经功能紊乱使咽部或食管上段肌肉异常收缩而引起。而食管癌则表现为进行性吞咽困难，患者多有进行性消瘦，用食管钡餐造影和食管纤维镜等检查可以确诊。

宫颈癌及子宫肌瘤

三者都有月经紊乱等症状，但宫颈癌和子宫肌瘤多有接触性阴道出血，白带增多或有恶臭，并伴有下腹部疼痛，病理检查或B超检查可确诊。

泌尿系感染

更年期综合征患者由于受内分泌的影响，也可产生尿急、尿痛、尿频等泌尿系感染的症状，但与泌尿系感染不同的是，尿细菌培养为阴性，应用抗菌药无效。

精神障碍

更年期由于机体代谢和内分泌功能的减退，尤其是性腺功能的减退，主要表现为忧郁、焦虑、多疑或妄想等精神症状，此症状只持续一段时间，且伴有性功能减退和自主神经功能障碍表现。而精神障碍属于精神性疾病，表现为情绪异常，持续时间长，多需要药物介入，并且此症状短期内并不会消失。

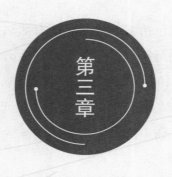

老年人的营养需求

老年人能量需求

物质代谢是机体生命活动的基础，一切生命均需要物质代谢提供能量。与青少年期不同，老年期的代谢是以退行性、异化性和分解性为主的。

健康成年人能量消耗包括基础代谢、体力活动、食物特殊动力作用三部分，老年人的能量消耗与基础代谢率、劳动性质与强度等有关。基础代谢率方面，老年人每增加10岁，基础代谢率降低2%～3%；60岁以上的老年人基础代谢率比30岁的青年人降低10%。同时，老年人机体功能减弱，活动减少。由于老年人基础代谢率降低、体力活动减少，能量消耗也降低，因此，对能量的需要量相对减少。

自60岁以后，老年人能量摄入量较青年人每年减少7%，90岁以后减少26%。《中国居民膳食指南（2022）》推荐，50～64岁健康男性每日能量需要量为2 100 kcal[①]，女性为1 750 kcal；65～79岁健康男性每日需要能量为2 050 kcal，女性为1 700 kcal；80岁以上老年男性、女性每日需要能量分别为1 900 kcal和1 500 kcal。

对于健康老年人，能量摄入与消耗平衡是维持体重的基础。老年人需要的能量应以保持适宜体重为准。长期能量摄入过剩，易导致超重和肥胖，增加慢性病发病风险；能量供给不足，则易导致营养不良性疾病。但是老年人群个体差异还是很大的，尤其是合并一些疾病后，因而能量需求还是要根据个体情况而定。

---

① 　1kcal≈4.184kJ。

第二节
老年人碳水化合物需求

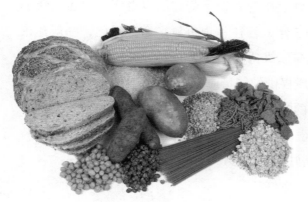

老年人由于基础代谢率降低，活动量减少，日消耗能量亦随之减少。另外，老年人胰岛素受体敏感性下降，糖耐量下降，易导致2型糖尿病。因此，老年人对碳水化合物的需求和代谢与一般人群有所差异。

老年人膳食中碳水化合物含量要低于青年人，建议每日摄入谷类200~250g，占总能量的50%~65%。过多的碳水化合物在体内可转变为脂肪，会引起肥胖、高脂血症等疾病。

老年人碳水化合物的供给量应根据个体情况进行适当调整。合并肥胖、糖尿病等疾病的老年人应适当限制主食摄入，并且多选择复合碳水化合物。同时，老年人膳食中还应注意供给一定量的纤维素和果胶，这两种不被吸收的碳水化合物能刺激肠道蠕动，避免或者缓解便秘。

第三节
老年人蛋白质需求

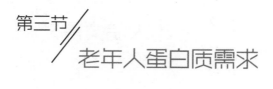

蛋白质是生命活动中最重要的基本成分之一，没有蛋白质就没有生命。一般情况下，机体蛋白质代谢处于动态平衡之中。各种蛋白质通过代谢得到自我更新，也使细胞中的蛋白质得到转换，这对于机体新的组织、细胞形成以及机体生长发育有十分重要的作用。

但是，老年人体内的分解代谢大于合成代谢，蛋白质的合成能力减弱，胃液和胃蛋白酶分泌减少，胃液酸度下降，对蛋白质的消化吸收功能减弱。此外，能量摄入减少，饮食中氮存留下降，所以老年人对蛋白质的需要量并不比青年人少。但是老年人往往呈现负氮平衡，因此，一般建议蛋白质的摄入应质优量足，且应以维持氮平衡为原则。每日按1.0～1.2g/kg供给蛋白质比较适宜，由蛋白质提供的能量应占总能量的10%～15%。其中优质蛋白质摄入应占总蛋白质的30%～50%，最好达50%，蛋、奶、瘦肉、鱼、虾、大豆以及豆制品中的蛋白质都属于优质蛋白质。

老年人蛋白质营养不良是常见但很少被重视的，表现为血中白蛋白、血红蛋白的下降等，还有很多情况也是蛋白质营养不良的表现：压疮、伤口愈合不良、感染、骨质疏松症、贫血、力量减弱等。因此，我们应及早发现并治疗，以免导致老年人营养不良性疾病的发生而引起其他疾病以及生活质量下降。

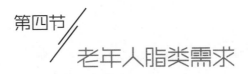

第四节
老年人脂类需求

脂类是脂肪（甘油三酯）和类脂的总称，广泛存在于人体中。在营养方面，脂类提供能量以及必需脂肪酸，同时，一些脂溶性维生素随之一起被吸收。

脂肪主要的功能是储能和氧化供能及提供必需脂肪酸，参与机体细胞膜的构成并作为合成前列腺素的来源，具有广泛的生理作用。如人体摄入的食物中缺乏脂肪，或人体脂类消化吸收功能障碍时，可导致必需脂肪酸的缺乏以及脂溶性维生素摄入不足。

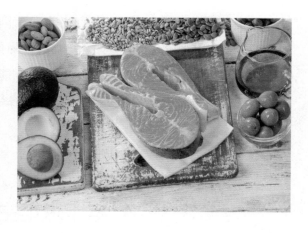

类脂的性质与脂肪类似，体内的类脂包括磷脂、糖脂以及固醇类。类脂是细胞的构成原料，与蛋白质合成构成细胞膜以及细胞器膜的脂蛋白。如食物中缺乏磷脂，将会影响脂蛋白的稳定性，继而易沉积于动脉壁内膜，附着于血管内皮细胞表面，容易导致动脉粥样硬化等。胆固醇虽是动脉粥样硬化的独立危险因素，但其具有参与细胞膜、形成胆酸、合成激素等作用。胆固醇参与机体内各种物质的代谢，包括碳水化合物、蛋白质、脂肪、水、电解质和矿物质等的代谢，对维持人体正常的生理功能十分重要。人体的肾上腺皮质和性腺所释放的各种激素，如皮质醇、醛固酮、睾酮、雌二醇以及维生素D都属于类固醇激素，其前体物质就是胆固醇。

脂类的食物来源包括动物性脂肪和植物性脂肪，由多不饱和脂肪酸、单不饱和脂肪酸与饱和脂肪酸提供的能量比例以1：1：1比较合适。供给动物性脂肪的食物主要有禽、畜肉及猪油、牛油、奶类、蛋类及其制品，动物性脂肪中饱和脂肪酸和单不饱和脂肪酸含量多，而多不饱和脂肪酸含量较少。植物性脂肪主要来源于菜油、大豆油、花生油、葵花子油等植物油及坚果类食品中，其特点是含有较多的不饱和脂肪酸。

亚油酸普遍存在于各种植物油中，亚麻酸在豆油和紫苏油中较多，磷脂含量较高的食物有蛋黄、肝脏、大豆、麦胚和花生，胆固醇存在于所有的动物性食物中，以动物内脏，尤其脑组织中含量丰富，蛋类、鱼子和贝壳类中含量也较高，鱼肉及奶类中含量较低。

脂类是生命活动不可或缺的营养素，因此，不能过分限制脂类的摄入。但是老年人胆汁分泌减少，酯酶活性降低，对脂肪的消化功能下降，故脂肪的摄入不宜过多，以摄入的脂肪所供能量占膳食总能量的20%～30%为宜，并应尽量减少饱和脂肪酸和胆固醇的摄入。

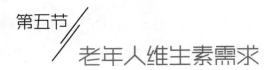

第五节
老年人维生素需求

维生素是维持人体生命过程所必需的一类营养素，在调节代谢和延缓衰老过程中具有十分重要的作用。大多数维生素不能在体内合成或不能大量在组织中贮存，必须经常由食物供给。维生素不能像碳水化合物、蛋白质及脂肪那样可以产生能量，组成细胞，但是它们对生物体的新陈代谢起调节作用。

维生素根据溶解性分为水溶性维生素和脂溶性维生素，脂溶性维生素包括维生素A、维生素D、维生素E、维生素K，这类维生素不溶于水，溶于脂肪和非极性有机溶剂，需在脂肪作用下才能被人体吸收，但不能通过尿液排出，因此大量摄入易出现中毒症状。水溶性维生素包括B族维生素和维生素C，溶于水，不溶于脂肪和非极性有机溶剂，摄入过少易出现缺乏性症状，但其大多数可从尿液排出，故过量摄入不易出现中毒症状。

维生素是人体代谢中必不可少的有机化合物。人体犹如一座极为复杂的化工厂，不断地进行着各种生化反应，其反应与酶的催化作用有密切关系。酶要产生活性，必须有辅酶参加，而许多维生素是酶的辅酶或者是辅酶的组成分子。因此，维生素是维持和调节机体正常代谢的重要物质。人体对维生素的需要量很小，日需要量常以毫克或微克计算，但一旦缺乏就会引发相应的维生素缺乏症，对人体健康造成损害。

常见维生素的功能、食物来源及缺乏时的症状见表3-1。

表3-1 常见维生素的功能、食物来源及缺乏时的症状

维生素种类	功能	食物来源	缺乏时的症状
维生素A	维持上皮组织健康，改善机体对铁的吸收，增强造血系统功能，维护正常嗅觉、听觉和视觉	存在于动物性食品中，如动物肝脏、鱼子、奶类、禽蛋、黄油、鱼肝油等	可出现暗适应能力下降、夜盲症、毛囊角化病、干眼病、角膜软化症等
维生素B$_1$	构成辅酶，维持正常的物质代谢，抑制胆碱酯酶的活性，促进胃肠蠕动，调节心脏功能等	存在于各种天然食物中，如谷类、豆类、坚果等	可表现为食欲减退、乏力、头痛、肌肉酸痛、体重减轻等。随着病情加重，可出现典型的心血管系统与神经系统症状
维生素B$_2$	参与体内生物氧化及能量生成，具有抗氧化、促进生长发育等作用	存在于谷类、动物内脏、肉类、奶类、蛋类等植物性和动物性食物中	常会出现皮炎、口腔炎、疲乏、无力、恶心、呕吐、畏光、流泪等表现
维生素B$_6$	维护中枢神经系统的功能，是能量产生、脂肪代谢、血红蛋白生成所必需的物质	存在于米糠、酵母、葵花子、大豆、动物肝脏、鸡肉、鱼肉、香蕉、核桃、花生等中	可发生小细胞低色素性贫血、脂肪肝、脂溢性皮炎、抗体形成减少、细胞免疫功能障碍等
维生素B$_{12}$	是大脑供能和血细胞非常重要的维生素	存在于瘦肉、贝类、鱼肉、禽肉、蛋类等动物性食物中，尤其是动物内脏中含量比较丰富	出现头晕、耳鸣、注意力不集中、记忆力下降等贫血表现
维生素C	可抵御坏血病，有高效抗氧化的作用，可维持细胞的正常代谢，可抗衰老，加速伤口愈合，促进细胞再生，增强肝脏的解毒能力	存在于几乎所有的新鲜蔬菜和水果中	引起牙龈出血、牙齿松动、骨质疏松症、关节疼痛、面色苍白等
维生素D	调控钙、磷代谢，增加机体对钙、磷的吸收和利用，维护骨骼健康	存在于奶类、蛋类、海鱼、动物肝脏、黄油中	儿童缺乏可发生佝偻病，成人缺乏会出现骨质软化症或骨质疏松症

维生素 种类	功能	食物来源	缺乏时的症状
维生素E	与生殖功能有关；可维持骨骼肌、心肌、平滑肌及外周血管系统的构造和功能；是高效抗氧化剂，可以抗衰老；可提高人体的免疫功能	存在于小麦胚芽油、棉籽油、玉米油、豆油、花生油、芝麻油等中	导致不孕、性功能减低、皮肤粗糙等

第六节

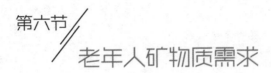

老年人矿物质需求

　　矿物质是地壳中自然存在的化合物或天然元素，又称无机盐，是人体内无机物的总称，是构成人体组织和维持正常生理功能必需的各种无机元素的总称，是人体必需的七大营养素之一。矿物质和维生素一样，是人体必需的元素，但人体无法自身合成、产生，每天矿物质的摄入量随年龄、性别、身体状况、环境、活动状况等因素有所不同。

　　人体中含有的各种元素，除了碳、氧、氢、氮等主要以有机物的形式存在以外，有60余种矿物质，其中25种为人体营养所必需。根据人体含量以及需求量的多少，又分为常量元素和微量元素。常量元素有7种，为钙、镁、钾、钠、磷、硫、氯，占矿物质总量的60%～80%。微量元素如铁、铜、碘、锌、锰、钼、钴、铬、锡、钒、硅、镍、氟、硒等，存在数量极少。

　　虽然矿物质在人体内的总量不及体重的5%，也不能提供能量，且在体内不能自行合成，必须由外界环境供给，但是它们在人体组织的生理作用中发挥着非常重要的功能。矿物质是构成机体组织的重要原料，如钙、磷、镁是构成骨骼、牙齿的主要原料；矿物质也是维持机体酸碱平衡和正常渗透压的必要条件；人体内有些特殊的物质如血液中的血红蛋白、甲状腺素等需要铁、碘的参与才能合成。

在人体的新陈代谢过程中，每天都有一定数量的矿物质通过粪便、尿液、汗液、头发等途径排出体外，因此必须通过饮食予以补充。但是由于某些微量元素在体内的生理作用剂量与中毒剂量非常接近，而且矿物质之间存在着拮抗作用，某种矿物质摄入过多，会造成其他矿物质的过量流失。因此，过量摄入不但无益，反而有害。

下面介绍几种老年人不可缺少的矿物质。

铁

铁是血红蛋白、肌红蛋白、细胞色素a以及一些呼吸酶的组成成分，参与体内氧的运输、交换和组织的呼吸过程。铁与红细胞的形成和成熟有关，还参与抗体的产生、脂类的转运、肝脏的解毒，可提高人体免疫。50岁以上人群建议每日摄入铁15 mg。铁缺乏时会导致贫血，出现气短、头晕、疲劳等症状。

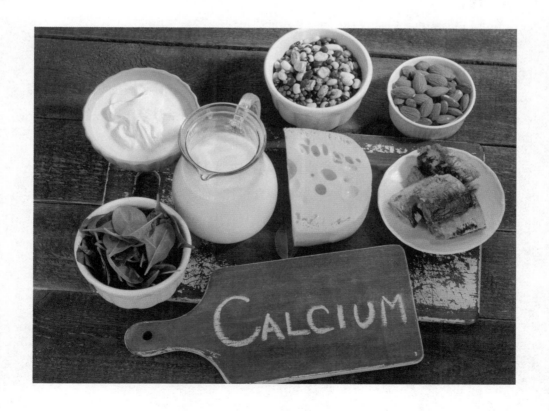

铁广泛存在于各种食物中，但分布极不均衡，吸收率相差也很大。食物中的铁分为血红素铁和非血红素铁两类。血红素铁主要存在于瘦肉、动物内脏、动物血等动物性食物中，含量高，吸收率也高，并且受其他因素影响比较小。非血红素铁主要存在于蛋黄以及深色的植物性食物中，含量和吸收率较血红素铁要低。维生素C可促进非血红素铁的吸收。

碘

碘主要存在于人体的甲状腺中，主要参与甲状腺素的合成。其生理作用也是通过甲状腺素表现出来的，包括参与能量代谢、促进体格和神经系统发育、通过激素水平对下丘脑和垂体产生反馈影响。

碘主要来自食物，其次来自水和食盐。食物碘含量取决于各地区生物、地质、化学状况，海洋生物含碘量高，如海带、紫菜、淡菜、海参等。

锌

锌分布于人体所有组织、器官、体液以及分泌物中。锌是细胞内最为丰富的微量元素，是许多酶的活性中心，是生物膜的组成成分，也是核糖核酸（RNA）、脱氧核糖核酸（DNA）和核糖体稳定所必需的物质，是许多激素受体的结合物，具有促进生长发育、提高免疫力等作用。锌缺乏时易出现食欲减退、抵抗力下降等。

锌主要存在于贝壳类、红瘦肉、动物内脏等食物中，坚果、麦麸等也含有一定量的锌。一般植物性食物中锌含量比动物性食物中低。

钙

钙是一种常量元素，对于老年人来说，维持骨骼、牙齿和肌肉的健康离不开钙。缺钙会加速骨量减少，增加骨质疏松症和骨折的风险。而长期严重缺钙会影响肌肉、血管的收缩，导致抽搐和心率异常，也会对神经系统造成影响。中国营养学会推荐老年人每日膳食钙的适宜摄入量为1000 mg。

牛奶和奶制品是钙的最好的食物来源，大豆类、豆制品、水产类、坚果、深色蔬菜等都是钙的不错来源。如果日常均衡饮食，摄入足够蔬菜和豆制品，加上每日300ml左右的奶制品，基本上可以满足每日钙的需求量。但是要注意的是，钙的摄入并不是越多越好。摄入过多会增加便秘、肾结石、血管钙化等风险。

对于绝经后女性，乳糖不耐受和素食人群以及有骨质疏松症家族史的人群可推荐使用钙制剂。在选择钙制剂时要选择适合自己的。钙制剂有很多种，一般来说，无机钙如碳酸钙，钙含量高，价位低，但是吸收碳酸钙需要充足的胃酸，如果有些人消化功能不太好，建议不要选择碳酸钙，而有机钙如柠檬酸钙、葡萄糖酸钙、乳酸钙等都是不错的选择。

硒

硒是人体必需的微量元素，中国营养学会也将硒列为人体必需的8种微量营养素之一。国内外大量临床试验证明，人体缺硒可引起某些重要器官的功能失调，导致许多严重疾病发生。全世界有40多个国家处于缺硒地区，而我国有22个省份的几亿人口都处于缺硒或低硒地带，这些地区的人群肿瘤、肝病、心血管疾病等发病率很高，而低硒或缺硒人群通过适量补硒，不但能够预防肿瘤、肝病等的发生，而且可以提高机体免疫力，维护心、肝、肺、胃等重要器官的正常功能，预防老年性心、脑血管疾病的发生。

因此，富含硒的各种产品应运而生，市场上琳琅满目，真假难辨。很多人一味追求硒对身体的保健作用，而对硒过量的危害一无所知。18岁以上人群硒的推荐摄入量为60μg/d，但其可耐受的最高摄入量为400 μg/d，如果超过可耐受的最高摄入量，容易发生中毒。中国大多数地区膳食中硒的含量是足够而安全的。临床所见的硒过量而致的硒中毒分为急性、亚急性及慢性，硒中毒时会出现恶心、呕吐、脱发、脱甲等症状。最主要的中毒原因是机体直接或间接地摄入、接触大量的硒，包括职业、地域、饮食习惯及滥用药物等原因。所以补硒要严格控制摄入量，且建议服用有国家认证的补硒品。

硒的食物来源是比较丰富的，如坚果、动物内脏、大蒜（大蒜食品）、菌类、粗粮、鸡蛋、深海鱼等硒的含量都是比较多的。但是各个地区含硒量差别比较大，像湖北恩施、江西丰城等地区都是硒含量非常丰富的地区。

铬

人体内各部分都存在铬，但是除了肺，各组织和器官中的铬浓度均随年龄的增长而下降。因此，老年人常出现缺铬的情况。铬的生理功能主要包括加强胰岛素作用，改善糖代谢，预防动脉粥样硬化，促进蛋白质代谢和生长发育，促进肌肉力量的增长等。

酵母、奶酪、蛋类、苹果皮、香蕉、牛肉、面粉、鸡肉及土豆等食物为铬的主要来源。

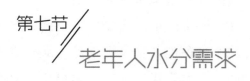

第七节

老年人水分需求

进入老年期，整个机体的功能都在逐渐衰退，尤其是含水量，在整个生命过程中，老年期身体含水量一般为60%。不爱饮水与喝汤者，其含水量在60%以下。含水量少，会加速人体衰老的进程。

世界卫生组织的专家认为，人体内水分减少是导致机体衰老的一个重要原因。

人的生命活动，可以说是围绕水进行的。人体老化，也是水分不足和丧失的过程。造成老年人缺水的原因是老年人体内脂肪组织比例增加约30%，脂肪是体内含水量最少的组织，所以老年人胖者缺水居多；再就是老年人排出的水分多，并且由于机体衰老，水的再吸收能力降低。

老年人逐渐出现皱纹增多、老年斑、皮肤干燥、皮肤弹性降低、视力下降、口干、便秘等，主要原因之一就是体内水分不足。加拿大的科学家阿·霍友指出，人体水分不足，不但使皮肤和内脏加速老化，长期饮水不足，还会导致大脑的老化与萎缩，直接影响大脑对整个机体功能的指挥。

缺水会危害老年人的血液系统。血液的含水量在90%以上，饮水不足，会导致血液黏度增高，危险随之而来。先是血液循环受到影响，血液流动变慢，使新陈代谢发生障碍，营养物质和氧不能及时运送，体内废物不能及时排出体外，从而加重了血管和心、脑、肾的负担，容易发生心、脑的供血不足和血栓的产生。

同时，眼睛、呼吸器官和肾脏等，因缺水还会出现一些健康问题，如视物模糊、眼睛干燥、气管炎、肾结石等。所以，老年人要尽量避免缺水。

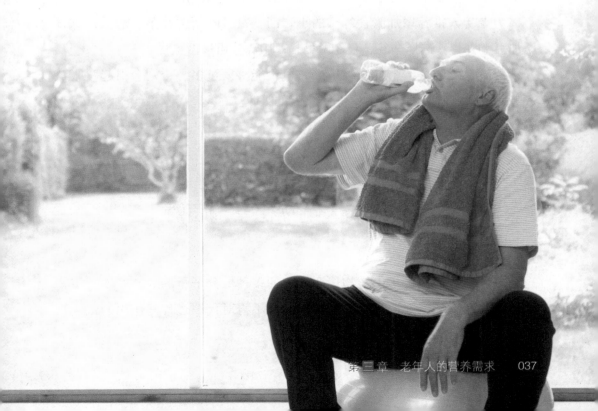

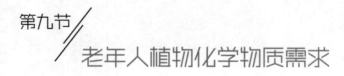

第八节

老年人膳食纤维需求

膳食纤维是植物组织中不能被人体消化酶所消化的多糖，包括纤维素、半纤维素、木质素、果胶等。膳食纤维虽不能被机体吸收进入新陈代谢，但为维持身体健康所必需。因为膳食纤维可促进肠道蠕动，增加粪便的体积和重量，稀释肠内致癌物质的浓度，缩短肠内容物通过肠道的时间；增加胆固醇及其代谢物排出，减少体内胆固醇含量；降低葡萄糖在肠道中的吸收速率，使餐后血糖缓慢上升。故膳食纤维对糖尿病、冠心病、肥胖患者非常有益。

老年人由于生理或疾病方面的原因，要求食物烹制得细、软、易消化，在一定程度上会限制膳食纤维的摄取。不过可以食用一些可溶性膳食纤维，如海藻中的藻胶、水果中的果胶、魔芋豆腐、魔芋挂面、绿豆沙、赤豆羹、芸豆卷、稞麦粉、酸梅、柿子干、荞麦等。

还可以食用不溶性膳食纤维，其主要存在于谷物的表皮、全谷类食物中，如麦麸、麦片、全麦粉、糙米、燕麦、荞麦、玉米面等。

为老年人推荐增加膳食纤维的小窍门：每日吃新鲜蔬菜、水果；每日添加豆类食物；选择全谷、全麦做早餐；用部分粗粮做主食。

值得注意的是，膳食纤维虽好，也不能摄入过多，否则会引起腹胀及影响钙、镁、磷、铁、锌和一些维生素的吸收。

第九节

老年人植物化学物质需求

植物化学物质是指由植物代谢产生的多种低分子量的末端产物（植物次级代谢产物），并通过降解或合成产生不再对代谢过程起作用的化合物的总称。这些产物除个别是维生素的前体物质外，均为非营养素成分。

在人类漫长的进化史上，人们曾本能地食用水果、蔬菜、谷物、豆类等植物性食品来补充肉食摄入的不足。后来人们发现植物中除了含有丰富的基本营养素如维生素、矿物质、膳食纤维之外，还有种类繁多的非营养素类生物活性物质。20世纪50年代，Winter等人提出植物次级代谢产物对人类有药理学作用，直到近年，人们才开始系统地研究这些存在于天然的蔬菜、水果中数以千计的物质，在防治人类慢性病过程中可能具有的重要作用。

由于植物化学物质含量较少，并且现有分离、提取手段有限，无法将所有的植物化学物质一一独立出来进行研究，因此，在很多情况下植物化学物质都是作为一个集合名词出现的。

植物化学物质对于人体健康的益处越来越受到学术界的认可和重视。流行病学研究得到相关结论——以全谷物、蔬菜和水果为主的膳食结构对于降低慢性非传染性疾病的风险性有益。植物化学物质具有多种生理功能，如抑制肿瘤、抗氧化、抗血栓、调节免疫功能、抑制炎症过程、影响血压、降低胆固醇、调节血糖、促进消化等。

营养学界的主流观点，只要一个人能坚持平衡膳食，自身不存在吸收和代谢的障碍，完全可以不必借助营养补充剂，也就是说，好好吃饭，好好吃菜，就能营养棒棒的。举个例子，为什么我们一直不推崇用复合维生素和矿物质制剂替代新鲜蔬菜、水果？《中国居民膳食指南（2022）》建议，一般成年人每人每天要有300～500 g的蔬菜和200～350 g的水果摄入，就是因为蔬菜、水果里的营养素很复杂，除了维生素、矿物质，还有非常庞大的植物化学物质大军。植物化学物质种类繁多，目前得到分离鉴定的物质已逾10万种。根据化学结构或生物学作用，植物化学物质主要分为类胡萝卜素、酚类化合物、植物固醇、蛋白酶抑制剂、萜类化合物、有机硫化物、植物雌激素和植酸等。

让我们认识一下几种主要的植物化学物质对我们的健康有哪些益处，以及我们从哪些食物中可以得到。

植物多酚

1.益处

植物多酚是一类存在于植物中的多酚类化合物的总称，主要包括生物类黄酮、鞣质、花色苷类、酚酸类等。大量科学研究表明，植物多酚具有抗氧化、抑制肿瘤、抗辐射、抗菌、降血脂、抗衰老、保护神经和提高机体免疫力等对人类健康有益的作用。近十年来，世界各国关于植物多酚生物活性研究的热点集中在以下方面：抗氧化、抑制肿瘤、抗心血管疾病以及抗阿尔茨海默病等。

2.食物来源

植物多酚广泛存在于常见植物及植物性加工食品中，如茶叶、水果、蔬菜、谷物、豆类、葡萄酒、茶饮品、橄榄油、果汁、巧克力、咖啡等。目前研究显示，水果和茶、红酒等是多酚的主要来源。有些特殊的多酚则存在于特定的食品中，如二氢黄酮主要存在于柑橘属水果中。

根据对美国市场上几种不同品牌饮料的抗氧化能力和总多酚含量测试，饮料的抗氧化效能与总多酚含量成正比。石榴汁的抗氧化效能综合指数最高，至少高于其他供试果汁20%。各饮品的抗氧化效能大小顺序为：石榴汁＞红葡萄酒＞蓝莓汁＞黑樱桃汁＞蔓越莓汁＞橙汁＞苹果汁。

对常见水果和蔬菜中多酚含量、组成及其抗氧化活性进行分析后发现，富含花青素的草莓、覆盆子和红杏抗氧化活性最高，其次是富含类黄酮的橙子和柚子以及富含黄酮醇的洋葱、韭菜、菠菜和青菜，而富含对羟基肉桂酸的苹果、梨和桃的抗氧化活性较低。

植物雌激素

1.益处

植物雌激素对机体具有双重调节作用，低剂量表现为抗雌激素作用，中剂量有一定的雌激素活性，高剂量为雌激素的增效剂。

植物雌激素可改善更年期症状，比如，潮热作为更年期女性的主要症状，亚洲女性发生率远低于西方国家女性，可能与饮食中大豆的摄入量有关；可预防骨质疏松症，目前临床推荐，应用植物雌激素结合适当的运动可能是增加骨量和预防骨质疏松症性骨折的更为理想的选择；具有抗肿瘤作用，大量流行病学研究、动物实验和体外实验均一致显示，植物雌激素对多种肿瘤具有防治作用，尤其对乳腺癌、前列腺癌、结肠癌、白血病更为显著；具有抗氧化、预防心血管疾病作用，有研究证实，异黄酮是抗氧化剂中最有效的一种，能有效清除附着于血管壁上的脂质，保持及恢复血管的弹性，起到缓解和治疗心血管疾病的作用；可改善认知功能，预防阿尔茨海默病，大量实验证实，更年期女性应用植物雌激素治疗可改善患者记忆力和认知功能，减少阿尔茨海默病的发生。

2.食物来源

根据分子结构不同，植物雌激素分为3类。

①异黄酮类：主要存在于豆科植物中，在大豆及其制品如豆腐、豆奶、豆粉及秋葵、葛根、根芹等植物中含量丰富。

②木酚素类：在亚麻籽、小扁豆、花生、蔓越莓、花椰菜中含量丰富。

③香豆素类：存在于黄豆芽、三叶草、花腰豆中。

植物雌激素多以糖苷的形式存在于植物中，无生物活性，进入体内后经肠道糖苷酶水解为有活性的苷元。

日本东京大学建议成年人每日摄入40～50 mg含异黄酮的食物，可有效预防男性前列腺癌和女性乳腺癌的发生。2005年，法国食品卫生安全局指出，从食品或营养补充剂摄入的大豆异黄酮不可超过1 mg/（kg·d）。我国推荐老年人每日大豆及坚果类摄入量25～35 g。

植物固醇

1.益处

植物固醇可抑制胆固醇的吸收，促使胆固醇从肠道排出，降低人体甘油三酯、总胆固醇和低密度脂蛋白等水平，以保护心血管等。

2.食物来源

植物固醇在许多谷物、蔬菜、水果、豆类、坚果和种子中都存在，但含量比较低，一般在5~40 mg。植物固醇在烹饪和提炼过程中很容易被破坏，因此人们在日常饮食中很难获得足量的植物固醇。

欧美国家已经开始把植物固醇添加至食物中，包括人造黄油、橙汁、早餐谷物和饼干棒。美国心脏病协会指出，该类食品适合胆固醇偏高的人群。美国糖尿病协会推荐每日植物固醇摄入量为1.6~3.0 g，澳大利亚心血管健康与康复协会推荐每日摄入量为2~3 g，以降低低密度脂蛋白水平。

皂苷

1.益处

皂苷又称皂素，是植物的二次代谢产物，它在植物界的分布很广，每种植物所含的皂苷结构各有差异。现有的研究发现三萜皂苷如人参皂苷、柴胡皂苷、甘草皂苷、远志皂苷、酸枣仁皂苷等具有降低胆固醇、抗感染、抑制肿瘤、调节免疫功能、兴奋或抑制中枢神经等作用；甾体皂苷如沿阶草皂苷、知母皂苷等则显示有抑制肿瘤、抗真菌和细菌以及降低胆固醇的作用。

2.食物来源

皂苷在很多植物都有分布，以在蔷薇科、石竹科、无患子科、薯蓣科、远志科、天南星科、百合科和豆科等中含量较多，在海洋动物如海参、海星、海盘车等中亦有存在。美国加州大学戴维斯分校的研究人员发现，红葡萄酒中含有皂苷，葡萄皮上的皂苷在酿酒发酵过程中，被较好地保留在酒中。豆类如鹰嘴豆、豌豆、红芸豆、菜豆、斑豆、蚕豆、扁豆都含有皂苷，特别是鹰嘴豆，含量较高，大豆也含有较多的皂苷，但大豆发酵食品在加工过程中皂苷含量会损失一半以上。

某些草药和香料如辣椒中也含有皂苷。香料可以改善食物的风味而无须担心增加不必要的能量和脂肪，因此是增加皂苷摄入的一个非常合适的途径。

类胡萝卜素

1.益处

类胡萝卜素是一类重要的天然色素的总称，几乎不溶于水，大多易溶于有机溶剂。

类胡萝卜素的意义在于：①是维生素A的前体。目前，人们已在自然界中发现了750多种类胡萝卜素，其中约有10%是维生素A的前体。维生素A是维持视觉、细胞分化和免疫应答功能必需的物质，对维持正常的视觉以及体表、消化道、呼吸道、泌尿道、生殖道上皮组织的功能有重要意义。缺乏维生素A会出现皮肤角化过度、夜盲症、干眼症以及角膜软化、溃疡以致晶状体脱落、失明，还会加剧腹泻、呼吸系统疾病、儿童麻疹等，增加患癌症、心血管疾病的危险。②具备抗氧化功能。能减少自由基对细胞遗传物质DNA、RNA和细胞膜的损伤，延缓衰老。③增强机体免疫功能。人体实验中，类胡萝卜素可以减缓由衰老引起的免疫功能下降。④预防肿瘤。饮食中富含类胡萝卜素的果蔬（如番茄等）有一定的抗口腔、肺、胰腺、胃、肝、食管、结肠、直肠、乳腺、子宫颈等处肿瘤的作用。

2.食物来源

类胡萝卜素存在于植物的各种黄、橙、红或紫、绿色的叶子（如冬葵、菠菜、油菜薹、韭菜、苋菜等）、花卉（如万寿菊、黄花菜）、果实（如番茄、红甜椒、辣椒、南瓜、玉米）、块根（如红色胡萝卜和红心红薯）中；动物性食物中类胡萝卜素来源主要有脂肪、蛋类、甲壳类动物等。

自然界的类胡萝卜素主要以蛋白质复合物形式存在，适当加热能提高浸出率与生物利用率，加热过度则可能引起异构，影响生物活性。脂肪可刺激胆汁分泌，促进类胡萝卜素形成脂质微粒，利于吸收。

关于植物化学物质，没有必要去想太多，只要记住，吃完整的蔬菜，要比吃分离出来的某种成分的保健效果要好得多；吃多种食物，比仅吃一种食物的效果要好得多。"多样、适量、均衡"是营养健康之基石。

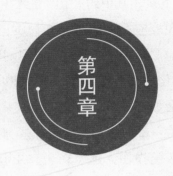

第四章

老年人的膳食指南、食物选择及运动

食物全面、多样化

食物选择应全面，不要偏食，五谷杂粮、畜禽蛋奶、水陆菜蔬、干鲜果品、鱼贝虾蟹等都要吃。不要因为有高血压、冠心病，就"谈荤色变"，患这两种病的老年人，瘦肉、牛奶可以适量吃，豆类更宜吃，否则会因营养不良而身体消瘦，抵抗力下降，反而对身体健康不利。应每日摄入12种以上食物或每周摄入25种以上食物，这样才能保证摄入充足的营养素。常见食物种类每日摄入量见表4-1。

表4-1 常见食物种类每日摄入量

食物种类	成年人每日摄入量	老年人每日摄入量
盐	<5 g	<5 g
油	25～30 g	20～25 g
奶及奶制品	300～500 g	300～500 g
大豆及坚果类	25～35 g	25～35 g
畜、禽类	40～75 g	40～50 g
水产品	40～75 g	40～50 g
蛋类	40～50 g	40～50 g
蔬菜类	300～500 g	300～450 g
水果类	200～350 g	200～300 g
谷薯类	250～400 g	250～325 g
水	1500～1700 ml	1500～1700 ml

饮食清淡

由于老年人味觉减退，因此特别喜欢吃味浓、油腻和油炸的食物，但这类食物不易消化，应该节制食用。中医认为，过食肥甘厚味，容易助湿生痰，甚至化热为毒，所以应以清淡饮食为主。以谷为养，果蔬为充，肉类益之，既可满足各种营养素的供应，又可保持大便通畅。但应注意，清淡不等于吃素。

饮食有节

老年人胃肠道适应能力较差，应避免暴饮暴食。暴饮暴食会使脾胃运化功能失常，气血瘀滞，食物腐败，从而引起腹胀、泄泻、嗳气等症状，甚至因发生急性胃扩张或诱发心肌梗死而死亡。

饭菜软烂

老年人因牙齿磨损、松动或脱落，咀嚼能力降低，各种消化酶分泌减少，消化能力变差。因此，应该把食物切碎、煮烂，肉可以做成肉糜，蔬菜宜用嫩叶，烹调多采用焖、炖、蒸等方法，少食用煎炸油腻食品及刺激性调味品。同时还要注意荤素搭配，干稀相得，色香味俱好，以增进食欲，促进消化。

少食多餐

老年人肝脏合成糖原的能力降低，糖原储备较少，对低血糖耐受力较差，容易感到饥饿和头晕。同时，因老年人胃肠功能、心脏功能变弱，每餐不宜进食过多，否则会增加胃肠和心脏负担。因此，在两餐之间、睡前1小时，老年人可适当进食少许食物作为加餐，以补充全天的营养素摄入。如水果、牛奶、酸奶、苏打饼干、坚果等都是加餐不错的选择。一般每日可安排5~6餐，每餐的量不宜太多，一次正餐占全天总能量的20%~30%，一次加餐占全天总能量的5%~10%。

温度适宜

由于老年人唾液分泌减少，口腔黏膜抵抗力下降，所以，不宜进过热的食物，且过热饮食，是引起食管癌的原因之一。相反，过冷的饮食，容易损伤脾胃之气，所谓"生冷伤脾，硬物难化"是有道理的。

食物新鲜

对于已腐败、变质的鱼肉食品，已腐烂的水果，酸败的油脂，霉变的花生、谷豆，隔夜的剩饭菜等，都不宜食用，以免引起食物中毒或长期食用诱发癌症。

多吃新鲜蔬果

老年人多吃新鲜水果和蔬菜，以保证维生素和矿物质的供给。其中果胶和纤维素有促进胃肠蠕动的作用，它可防止粪便在肠内滞留，对预防便秘和肠道肿瘤的发生都有很重要的作用。同时，老年人吃海带、紫菜等海生植物食品，对防止动脉粥样硬化，减少脑血管疾病的发生有一定的作用。当然，如果是糖尿病患者，食用水果还是要根据血糖情况及医生的建议做相应调整。

水分充足

老年人一定要保证每日水分的充足供给，一般情况下每天最少1 500 ml。老年人饮水最好选择白开水或者淡茶水，绿豆汤、米汤、玉米须水、果汁、牛奶等都是补充水分的较好选择。可根据当天膳食情况、天气情况、运动情况做相应调整。如气温较高的夏季以及运动前后均应适当增加饮水量。

一次性大量饮水会加重胃肠负担，稀释胃液，不利于消化。因此，老年人应少量、多次饮水，尤其是晨起第一杯水是至关重要的。充足的水分可降低血液黏度，增加循环血量，加快代谢，有助于将体内废物及时排出体外，避免心血管疾病的发生。但睡前不宜饮用过多水分，以免增加夜尿次数，影响睡眠。

第二节
谷薯类的营养价值与选择

中国居民平衡膳食宝塔（简称"膳食宝塔"）第一层为谷类（全谷物和杂豆）、薯类。

谷类包括小麦、大米、小米、荞麦、燕麦、玉米、高粱等及其制品，薯类包括红薯、土豆等，杂豆包括大豆以外的其他干豆类，如红豆、绿豆、芸豆等。膳食宝塔建议老年人每日的谷类食物应为200～250 g，建议量是以原料的生重计算。

谷类食物的选择应重视多样化，粗细搭配，适量选择一些全谷类制品、杂粮、杂豆及薯类，其中建议老年人每日摄入全谷物和杂豆类50～150 g，薯类50～75 g。与细粮相比，谷薯类食物含有更丰富的蛋白质、维生素、矿物质以及膳食纤维，同时其血糖生成指数更低，长期食用可控制体重、控制血糖、防止便秘等。因此，谷薯类食物是主食非常不错的选择。

谷薯类食物虽好，但不可过多食用，且并不适合所有人。①谷薯类食物含有丰富的膳食纤维，过多食用会干扰机体对铁、锌、钙等营养素的吸收。长期过量食用谷薯类食物会出现营养不良性疾病，如贫血、缺钙等。②老年人胃肠功能比较差，谷薯类食物与胃肠道易产生物理摩擦，容易造成黏膜损伤，甚至溃疡。同时由于谷薯类食物含有较多的膳食纤维，不易消化，膳食纤维会在肠道细菌的作用下产酸、产气而引起不适。因此，胃肠功能差、容易胀气的老年人均不建议食用。③谷薯类食物中嘌呤含量较高，易引起尿酸含量增高，老年痛风患者急性期应禁止食用。④谷薯类食物中植物蛋白、钾、磷等含量较高，多食会加重肾脏负担，进而影响肾脏功能。肾病患者可根据其肾功能情况酌情食用，控制好量。对于严重肾功能不全或者肾衰竭患者，需严格控制非优质蛋白质的摄入量，避免食用谷薯类食物。

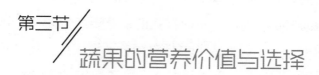

第三节

蔬果的营养价值与选择

膳食宝塔第二层为蔬菜类和水果类。

蔬菜含水量多、能量低，富含植物化学物质，是微量营养素、膳食纤维和天然抗氧化成分的重要来源。新鲜蔬菜含65%～95%的水分，多数蔬菜含水量在90%以上。蔬菜含纤维素、半纤维素、果胶、淀粉等碳水化合物，大部分含能量较低，一般低于209 kJ/100 g，故蔬菜是一类低能量食物。蔬菜也是胡萝卜素、维生素B_2、维生素C、叶酸、钙、磷、钾、铁、番茄红素、花青素等营养素和植物化学物质的良好来源。

多数新鲜水果含水量为85%～90%，是膳食中维生素（维生素C等）、矿物质（钾、镁、钙等）和膳食纤维（纤维素、半纤维素和果胶）的重要来源，对于调节体内代谢具有重要作用。红色和黄色水果（如芒果、柑橘、木瓜、山楂、沙棘、杏）中胡萝卜素含量较高；枣类（鲜枣、酸枣）、柑橘类（橘、柑、橙、柚）和浆果类（猕猴桃、沙棘、黑加仑、草莓）中维生素C含量较高；香蕉、黑加仑、枣、山楂、龙眼等的钾含量较高。水果富含的膳食纤维在肠道不易被消化吸收，但能促进肠道蠕动，尤其是果胶，具有降低胆固醇的作用，有利于预防动脉粥样硬化；还能与肠道中的有害物质相结合，如与铅结合，可促使其排出体外。此外，水果中还含有黄酮类物质、芳香物质、香豆素、D-柠檬烯等植物化学物质，它们具有抗氧化、抗炎等生物活性，有益于机体健康。蔬菜和水果能量、营养素各不相同，不可相互替代。

老年人如何选择、食用蔬菜

1.选择多种蔬菜

保证每餐要有1~2种蔬菜，一周内吃到尽可能多种类的蔬菜。要求老年人每天吃蔬菜300~450 g，不同颜色的蔬菜要经常轮换、搭配食用，最好深色蔬菜约占一半。深色蔬菜包括深绿色、深红色、橘红色、紫红色蔬菜，其微量营养素含量高，富含胡萝卜素尤其是β-胡萝卜素，还含有其他类胡萝卜素和多种植物化学物质等。它们赋予蔬菜特殊的感官性状，不仅可促进食欲，还有清除氧自由基、抗氧化损伤、抗肿瘤等作用。菌藻类食物包括木耳、香菇、蘑菇、银耳、紫菜等，是一类容易被忽视的蔬菜，富含植物多糖与碘，它们具有提高免疫力、抗氧化、抑制肿瘤的作用。

2.不丢弃蔬菜的叶和皮

不同部位的蔬菜营养价值相差很大。同一蔬菜中叶部的胡萝卜素、维生素B_2和维生素C含量比根茎部高出数倍至十倍；蔬菜外部的膳食纤维含量高于菜心。因此，尽量不要扔掉莴笋叶、芹菜叶、萝卜缨、茄子皮、藕皮等部位。

3.尽量食用新鲜蔬菜

尽可能趁蔬菜新鲜时食用，现做现食，保存时间不要过长。如果一定要保存，就冷藏起来，避免因储存时间过久造成营养物质丢失。另外，蔬菜储存过久可能产生有害物质，如发芽的土豆会产生茄碱等。尽量不吃剩菜，尤其是不吃放置时间长的剩菜。

4.少吃腌制蔬菜

蔬菜在腌制过程中不仅营养成分会流失，而且在某种条件下可能产生大量的亚硝酸盐，少吃腌制蔬菜可减少钠和亚硝酸盐的摄入量。

5.采用适宜的烹调方式

蔬菜应先洗后切、急火快炒、开汤下菜、炒好即食。蔬菜烹调时间要短，少用油、盐，尽量保留更多的营养素以及天然口感。对于牙齿和胃肠功能不好的老年人，可将蔬菜切碎、捣烂，制成蔬菜浆或蔬菜泥。

老年人如何选用水果

1.数量

老年人每天应选择2～3种不同品种的水果200～300 g，注意选择深红色、深黄色水果，如鲜枣、柑橘、柿子、杏、山楂、芒果、草莓等，还可适当选择猕猴桃、刺梨、沙棘、黑加仑等，这些水果富含胡萝卜素、维生素C、叶酸等。但老年人不宜一次进食大量水果，以免引起血糖升高和胃肠道不适，可采用少量多次的吃法。

2.多选新鲜、成熟的水果

新鲜、成熟的水果所含的营养成分一般比未成熟水果高，比放置过久的水果更安全。不吃腐败变烂的水果，应选择表皮色泽光亮、新鲜、有香味的水果。若水果略有破损，应去除破损处及其周围3～4厘米处的部分，但腐烂的水果不能吃。

3.方式

牙齿不好的老年人，吃水果时，可切成小块，一口一块便于食用；也可捣碎制成水果泥，现做现用；消化功能不好者可将水果煮熟食用。

4.时间

吃水果的时间视个人习惯、是否方便、吃后是否感觉舒服等情况而定。一般建议在两餐间食用。

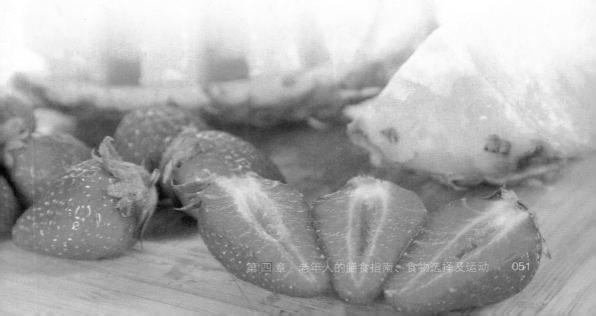

5.注意事项

对于糖尿病患者而言，水果并不是禁忌食物，还是要根据当前血糖情况及医嘱决定是否可以进食，可以进食哪些水果以及应该在何时进食。

西瓜富含水分，夏季适当食用有解暑之功；柿子不宜空腹食用，因其含的鞣质及柿胶酚，遇胃酸即凝固成块，形成"柿石"，即胃石。

哪些蔬菜、水果富含抗氧化成分

天然抗氧化物质包括维生素C、维生素E、类胡萝卜素（β-胡萝卜素、叶黄素、玉米黄素、番茄红素等）等和硒、锌等矿物质。

食物中维生素C、类胡萝卜素的主要来源是蔬菜、水果。类胡萝卜素在深绿色（如苋菜、雪里蕻、芥菜、苜蓿等）和红、黄色蔬菜（如胡萝卜、番茄、南瓜、黄花菜等）中含量较多，水果中以柑橘、木瓜、山楂、芒果、柿子、杏中含量较多；一般深绿色蔬菜维生素C含量较浅色蔬菜高，叶菜中的含量较瓜菜中高，水果中以鲜枣、酸枣、刺梨、沙棘、柑橘、猕猴桃中维生素C含量较多；所有高等植物的叶子和其他绿色部分均含有维生素E，且绿色植物中的维生素E含量高于黄色植物。虽然维生素E主要含在植物种子和坚果中，但绿叶蔬菜中也含有。

含硒、锌高的蔬菜和水果有胡萝卜、芥菜头、豌豆、豇豆、佛手瓜、大蒜、洋葱、韭菜薹、红心萝卜、扁豆、蚕豆、芸豆、辣椒、黄豆芽、蒜薹、菜薹、冬葵、菠菜、芹菜叶、黄花菜、慈姑、山楂、枣、沙棘、桑葚、番石榴、龙眼等。

除了上述营养素外，具有抗氧化作用的物质还包括一些植物化学物质，如多存在于西蓝花、甘蓝等十字花科蔬菜和葱、蒜中的有机硫化物，存在于柑橘类、苹果、梨、红葡萄、樱桃、黑莓、桃、杏等水果和胡萝卜、芹菜、番茄、菠菜、洋葱、西蓝花、莴苣、黄瓜等蔬菜中的类黄酮等。

一般情况下，适量多吃以上富含抗氧化成分的蔬菜和水果能有效清除自由基，保护细胞膜，维持细胞正常代谢及遗传物质的稳定，从而延缓衰老，预防某些慢性疾病的发生。

畜禽肉、水产品和蛋类的营养价值与选择

膳食宝塔第三层为动物性食物。

动物性食物为畜禽肉、水产品和蛋类，是老年人优质蛋白质、脂类、脂溶性维生素、B族维生素和矿物质的良好来源，也是老年人平衡膳食的重要组成部分。尤其是蛋白质，随着年龄的增长，肝脏合成蛋白质能力下降，如饮食摄入不足，极易出现低蛋白血症，进而引起免疫力下降、血压下降、贫血等病症。

畜肉包括猪、牛、羊、马、驴等家畜的肉、内脏及其制品，其蛋白质含量较高。因肥肉脂肪含量较高，应尽量选择瘦畜肉，同时也应多选择脂肪含量较低的牛肉等。动物内脏因胆固醇含量较高，老年人不宜过多食用，建议每周吃1～2次动物内脏，每次30～50g。膳食宝塔建议老年人每日摄入畜肉量50g。白肉一般指禽类及水产品类的食物，宜将鱼肉、禽肉作为老年人的首选肉品，因为它们的脂肪含量更低，蛋白质含量更高，肌纤维短、细、软，更易被消化吸收，建议每日的摄入量为50～100g。有条件的老年人可以多选择一些海鱼和虾，以增加优质蛋白质和ω–3系列多不饱和脂肪酸的摄取。每周也可适量食用1～2次全血制品，如鸭血等。对于牙齿不好或者消化功能较弱的老年人，建议将肉类切碎或制作成肉馅食用，以促进消化吸收。

很多老年人担心血脂、血糖等问题，不敢吃肉。但若长期吃素或者肉制品摄入不足，极易导致低蛋白血症，甚至会增加抑郁症、心血管疾病的发病风险。因此，老年人适当食用肉类是非常有必要的，注意食用量及烹饪方式才是关键。

蛋类的营养价值较高，建议老年人每日摄入量为40～50g，相当于1个鸡蛋。很多老年人担心胆固醇的问题，其实胆固醇大部分来源于内源性代

谢，少部分来源于食物。蛋黄虽含胆固醇，但其含有的丰富的维生素、卵磷脂却是老年人不可缺少的营养素。尤其是卵磷脂，它是与蛋白质、维生素并列的"第三营养素"，具有乳化及分解油脂、促进血液循环、清除过氧化物、降低胆固醇、促进粥样硬化斑块的消散、增强记忆力、预防动脉硬化等作用。《中国居民膳食指南》从2013年起已取消胆固醇推荐摄入量，但是对于饱和脂肪酸的限制仍是小于10%。因此，建议胆固醇正常和轻度高胆固醇血症患者一天吃1个鸡蛋，这是完全安全且需要的，但胆固醇指标较高的患者建议每周食用3～4个鸡蛋。老年人最好吃煮鸡蛋、蒸鸡蛋，少吃油煎鸡蛋，应尽量不吃或少吃咸蛋和松花蛋。

第五节

奶及奶制品、大豆及坚果类的营养价值与选择

膳食宝塔第四层为奶及奶制品、大豆及坚果类。

奶类是老年人优质蛋白质、钙等营养素的重要来源。奶类包括鲜奶、奶粉、酸奶、奶酪等，但不包括奶油。老年人由于摄食量的减少、内分泌失调、缺乏运动等因素，往往极易出现钙、磷代谢失调，骨钙流失，易发生骨质疏松症。建议老年人每天饮300～400 ml鲜牛奶或相当量蛋白质的奶制品，可有效推迟或者减轻骨质疏松症的发生，维持骨骼和牙齿的健康。对于高脂血症和有超重、肥胖倾向者，应选择低脂奶、脱脂奶及其制品。酸奶经过益生菌发酵，其中的乳糖、蛋白质和脂肪都有部分被分解，更易被人体消化吸收。酸奶摄入可有效改善胃肠道菌群，有助于防治便秘以及提高免疫力等。对于乳糖不耐受的老年人，因饮用牛奶易出现腹泻、腹胀等不适，因此建议饮用酸奶。

大豆包括黄豆、黑豆、青豆，其常见的制品包括豆腐、豆浆、豆腐干

等。大豆及豆制品含有丰富的优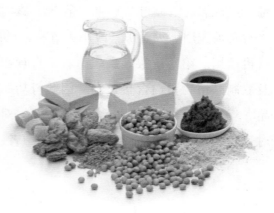
质蛋白质及钙质，是植物性食物
中唯一的优质蛋白质食物来源，
也是除奶类外，钙的重要来源，
并且大豆类食物中脂肪含量低且
不含胆固醇，是糖尿病患者、心
血管疾病患者、肥胖患者等非常
不错的食物选择。除营养素外，
豆类还提供丰富的植物化学物
质——大豆异黄酮。大豆异黄酮被称为"植物雌激素"，同时也是一种强
抗氧化剂，可防治一些和雌激素水平下降有关的疾病，如延缓女性衰老、
改善更年期症状、美容养颜、防治骨质疏松症等；同时对于高雌激素水平
者，表现为抗激素活性，在一定程度上可预防乳腺癌、前列腺癌等。

坚果则是蛋白质、不饱和脂肪酸、维生素E、B族维生素、矿物质等营
养素的良好来源，包括花生、葵花子、核桃、杏仁、榛子等。推荐每日摄
入25～35g大豆及坚果类。对于摄食量减少的老年人而言，靠正餐无法满足
能量以及营养素需要时，坚果可作为零食加餐，是补充营养素非常不错的
选择。但是坚果能量很高，每100g可食部能量大约为600 kcal。因此食用坚
果是必要的，但是需要注意食用量，建议每天不超过10g，每周50～70g。

至于豆浆和牛奶哪个更好的争论，其实两者营养素上各有特点，不能
相互替代。豆浆和牛奶两者蛋白质含量相当，但是牛奶中脂肪、胆固醇含
量比豆浆要高，但钙质含量远高于豆浆。因此，建议老年人两种都要喝，
达到营养上的互补。患心脑血管疾病的老年人或者更年期女性可以多喝豆
浆和低脂牛奶，体质虚弱、血脂不高的老年人，可以多选用奶及奶制品，
适量选用豆浆。

但在食用豆制品时还需注意以下问题。第一，是豆浆的烹饪。大豆中
含有一些抗营养因子，如胰蛋白酶抑制因子、脂肪氧化酶、植物红细胞凝
集素。生豆浆或未煮开的豆浆，饮用后数分钟至1小时，可能会出现食物中

毒，出现恶心、呕吐、腹痛、腹胀、腹泻等胃肠道症状。因此，在烹饪豆浆时必须先用大火煮沸，改小火煮沸5分钟以上，待抗营养因子被彻底破坏后再饮用。第二，很多疾病患者不宜食用或者多食豆类及豆制品。因豆类及豆制品植物蛋白含量过高，因此肾功能不全患者不建议食用豆类及豆制品。豆类及豆制品中嘌呤含量也较高，对于急性痛风患者是禁止食用的，对于痛风缓解期以及尿酸轻度升高的患者，应少量食用。

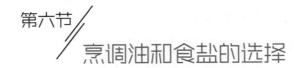

第六节

烹调油和食盐的选择

膳食宝塔第五层为烹调油和食盐。

烹调油包括各种烹调用的植物油和动物油。植物油包括花生油、大豆油、菜籽油、山茶油、葵花子油、橄榄油、玉米胚芽油、芝麻油、调和油等；动物油包括猪油、牛油、黄油等。老年人每天烹调油的建议摄入量为20～25 g，血脂异常、肥胖或者有肥胖家族史的老年人每天用油量要降到20 g以下。

动物油因其饱和脂肪酸含量很高，多食用不利于老年人健康，植物油含有不饱和脂肪酸，适量食用有利于身体健康，因此，在烹饪油的选择上可以选择植物油。而且每种植物油所含有的不饱和脂肪酸种类不同，建议几种植物油交替搭配食用。同时，在购买植物油时，尽量购买小包装，以及时食用，避免油脂过度氧化，且在保存时应放在避光条件下。在日常烹饪中，尽量少用油炸、油煎、爆炒，多选用蒸、煮、炖、清烩、拌等方式，可在一定程度上控制烹饪油的用量。高温油炸不仅会增加食物能量，还会使食物中的营养素遭到破坏，如食物中的蛋白质、脂肪会产生一些具有致癌性的化合物。可用带刻度的油壶和油勺，坚持定量用油，控制每天用油量，养成量化用油的习惯。

老年人一天食盐（包括酱油和其他食物中的食盐）的摄入量建议不超过5g。一般20ml酱油中含3g食盐，10g豆瓣酱中含1.5g食盐，10g腌芥菜头含1.9g食盐，10g酱萝卜含1.8g食盐，10g榨菜含1.1g食盐，10g腌雪里蕻含0.85g食盐，100g香肠或火腿含4g食盐。因此，除了食盐外，老年人应尽量减少摄入含钠较高的调味品，如酱油、豆瓣酱、甜面酱、辣椒酱、味精、鸡精、虾酱、鱼露、蚝油等，以及含盐较高的食品，如酱菜、泡菜、腌菜、酱豆腐（豆腐乳）、腌韭菜花、腊肉、咸鱼、火腿等。偶尔摄入时，应减少用盐量。

60岁以上或者有高血压家族史的人群，对食盐摄入量变化更加敏感。吃盐过多易导致高血压，年龄越大，这一危害也越大。因此，在烹调时，不要加入过多的食盐等调味品来增加食物的滋味，尽量保持食物的天然味道。可放些醋、柠檬、番茄、香叶等，提高食物的鲜味，也可加入花椒、八角、辣椒、葱、姜等天然调味品来调味，减少对咸味的依赖。

在日常烹饪中，可使用限盐勺，量化用盐量。多用蒸、煮、拌、炖等烹饪方法，尽量享受食物天然的味道。少吃零食，学会看食品标签，拒绝高盐食物的过多摄入。

除了油、盐之外，对于每天添加糖用量，中国营养学会建议每天不超过50g，最好不超过25g。因其为纯能量物质，极易被消化吸收，除果糖外，都有较高的血糖生成指数，摄入过多会出现超重、肥胖、龋齿及引发多种慢性病。

第七节

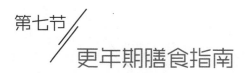

更年期膳食指南

合理的饮食结构对更年期人群具有重要意义，可以减少心血管疾病、骨质疏松症、糖尿病和肥胖的发生率。更年期人群对糖类代谢的能力较差，降低血脂的能力减弱，而对各种氨基酸的需要量比年轻人高，因此更年期人群的食谱要低盐、低脂肪、低糖、高蛋白质、高维生素。

①每日食盐摄入量小于5g。还要注意减少"隐性盐"，如味精、鸡精、咸菜、豆腐乳、酱油、腊肉、香肠、火腿肠等。

②每日进食水果200~300g，蔬菜300~450g，注意适当增加全谷物纤维。

③脂肪摄入应以植物脂肪为主，少吃动物脂肪，烹调用油量为每天20~25g。

④蛋白质以鱼类、蛋类、牛奶、豆制品和瘦肉等所含的优质蛋白质为主，推荐每周进食2次鱼类食品。

⑤注意补充含钙质丰富的食物，根据循证医学的观点，足量的钙和维生素D摄入能够预防骨量丢失和减少骨折的发生。钙的良好来源有奶制品、大豆及其制品、水产品、坚果类及深色蔬菜等。

⑥每日饮酒量不应超过15g，但应尽量避免饮酒。

需要指出的是，中国地域广大，各地饮食习惯差异也很大，不必强求，可视当地情况适当调整。此外，最近国外有些资料认为，用大豆制成的豆制品或干黄豆对防治女性更年期综合征有特殊功效。因为大豆中含有丰富的植物雌激素——金雀异黄素，它在结构上类似于人体的雌二醇，能与雌激素受体相结合，具有某些雌激素样作用。虽然这种植物雌激素结合受体的能力为雌激素的1/175，活性仅为雌二醇的千分之一，但由于它在血液中的浓度比雌二醇高1000倍，因此，更年期女性应多吃些豆制品，使植物雌激素浓度提高，可以减少更年期综合征的发生率。

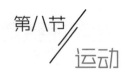

第八节 运动

《中国居民膳食指南（2022）》建议，老年人应天天运动，尤其是多一些户外运动。在户外，人体接受紫外线照射，有助于体内维生素D的合成，对预防或延迟骨质疏松症、预防心脑血管疾病、预防肿瘤均有帮助。《中国居民膳食指南（2022）》建议每周进行5天中等强度活动，累计150分钟以上。主动身体活动最好以每天步行6000步为宜。

但老年人运动应掌握以下原则：一是安全，要重视自身体力和协调功能下降的生理变化，避免剧烈、超负荷运动项目和动作，确保运动的安全性；二是全面，多种运动项目可以使身体各关节、各肌肉群得到很好的锻炼，有益于老年人健康；三是自然，运动时不宜负重憋气、过分用力、头部频繁摇晃，否则易导致头晕、晕厥、脑血管意外、摔倒等，运动方式要自然、简便；四是适度，老年人要根据自身健康状况、生理特点选择适合自己的运动强度、时间和频率；五是顺应，不要刻意一味追求运动强度，应根据自身情况调整运动方式和时间。

同时在运动期间应注意，了解运动前后脉搏情况，运动量应由小到大，循序渐进；患有慢性疾病的老年人应有人陪同，以免出现意外情况；不能空腹运动或者饱腹后立即运动；每次运动前后做几分钟的准备活动以及整理活动，运动完以稍稍出汗、稍有疲劳感为度，不要大量出汗，避免虚脱；选择有益于健康的运动方式；老年人运动的最佳时间为每天下午4~6时。

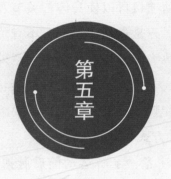

老年人饮食的不二法则

淡——粗茶淡饭保平安

俗话说，病从口入，食用了不干净的食物，就会引发疾病，而且饮食不当，也会影响健康。

清淡饮食不易上火，是老年人最好的食物。清淡饮食指少油、少盐、少糖、不辛辣的饮食。从营养学角度来说，清淡饮食最能体现食物的真味，让食物的营养成分保存得更完整。

清淡饮食的原则

清淡饮食的基本原则是食物要多样化，要以谷类为主食，多吃蔬菜、水果，经常适量食用奶类、豆类以及鱼、禽、蛋和瘦肉。在此基础上，提倡清淡少盐，对脂肪和食盐的摄入量加以控制。

口味过重对健康不利

过量的盐会加重肾脏负担，损害肾脏功能，有诱发高血压等病症的危险；过量的糖会引发反酸，同时也会伤害脾胃消化功能，影响食欲；过于油腻、黏滞的食物对老年人而言，难以消化，而且还会影响钙的吸收；辛辣食物过于刺激肠道蠕动，容易导致消化功能失调，引发腹泻、便秘、上火等症状。

值得推荐的"一到七"的清淡饮食模式

坚持做到以下"一到七"的饮食模式，基本就能达到清淡饮食的目的。

①一个水果：每天吃含维生素丰富的新鲜水果至少一个。

②两盘蔬菜：每天应进食两盘品种多样的蔬菜，其中一盘蔬菜应是新鲜的、深绿颜色的时令蔬菜。老年人每日蔬菜食用量为300～450g。

③三勺素油：每天烹调用油限量为三勺，即不超过25g，最好食用植物油。

④四碗粗饭：每天四碗（普通小碗）杂粮粗饭（熟重），可增加B族维生素、膳食纤维等的摄入量。

⑤五份蛋白质食物：每天吃畜、禽肉类40~50g（最好是瘦肉），鱼类40~50g，大豆15~25g，蛋类40~50g，牛奶300~400ml。这种植物蛋白配合动物蛋白的食用方法，经济实惠，且动物脂肪和胆固醇含量相对减少，是公认的健康饮食。

⑥六种调味品：尽量用适量的醋、葱、蒜、姜、辣椒、芥末等天然调味品调味，可提高食欲。

⑦七杯白开水：一般情况下每天喝水不少于"七杯"，每杯200ml，以补充体液，促进代谢。应注意的是，要少喝加糖或带有色素的饮料。

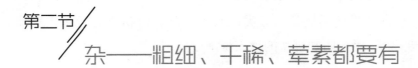

第二节

杂——粗细、干稀、荤素都要有

《中国居民膳食指南（2022）》的核心内容中要求：食物多样，合理搭配；吃动平衡，健康体重；多吃蔬果、奶类、全谷、大豆；适量吃鱼、禽、蛋、瘦肉；少油少盐，控糖限酒；规律进餐，足量饮水；会烹会选，会看标签；公筷分餐，杜绝浪费。

这就要求老年人平时要注意平衡膳食，一日三餐要多样化。

主食要粗细搭配

现代人的饮食以精加工的米、面为主，但是专家建议老年人要适当吃一些传统意义上的粗粮，比如高粱、玉米、荞麦、燕麦、藜麦、绿豆、红豆、芸豆等，这样能使营养互补，提升食物的营养价值。在进食米饭、馒头、包子、花卷等主食的同时，搭配汤等，有利于食物更好地消化吸收。

副食要荤素搭配

肉类、鱼、奶、蛋等富含蛋白质的荤食，与富含维生素、无机盐的新鲜蔬菜和水果搭配，不仅能够补充蛋白质，而且还能调整食物的酸碱性，维持人体酸碱平衡。

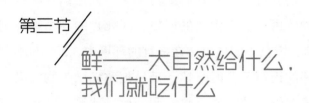

第三节

鲜——大自然给什么，
我们就吃什么

"民以食为天"，我们每天都在跟"吃"打交道，吃不仅仅是为了维持生命活动，更是为了养生。怎么吃才是健康的养生之道呢？

吃新鲜食物

指吃应季的食物，新鲜的食物，例如收获不久的粮食、蔬菜和水果，最近宰杀的畜、禽肉等。储存时间过长会引起食物的内在质量及感官品质的变化，即食物变质，可能产生对人体有毒有害的物质。导致食物变质的主要原因有微生物的生长繁殖、化学反应以及食物自身的代谢作用。某些水果和蔬菜放置一定时间后可以发生一定程度的糖化作用，使酸涩味变小而甜度增加，这种有意识的储存引起的良性改变，虽不属于食物变质范围，但有可能会导致营养成分的流失，食用其不利于身体的健康。另外，食物中还可能含有或混入各种有害因素，如致病微生物、寄生虫和有毒化学物质等，如黄曲霉毒素。提倡选用新鲜食物，主要是为了防止食物变质引起的健康危害。在条件许可的情况下，即使食物没有发生有害于健康的变化，也要选用新鲜的、色香味俱全的食物。

饭菜现做现食

饭菜新鲜，现做现食。饭菜做好后随着时间延长，饭菜中的各种营养成分都会发生变化，变化最快的是维生素失活、淀粉老化、各种芳香物质（肉香、果菜香）损失。如蔬菜烹热后放置15分钟，维生素损失20%，放置90分钟，维生素损失75%，如用碘盐，碘也损失。以淀粉为主的饭食，在温度较高时，松软可口，冷却后淀粉老化，人体消化吸收率也下降。通常，活的动植物体可抵御微生物的侵染，而死亡的动植物体则变成了多种微生物的培养基，饭菜中的微生物在适宜的环境中，20～30分钟即可繁殖一代，所以加工好的饭菜不及时吃掉，极易被致病微生物污染。有的人图方便，利用节假日多做些菜，然后将吃剩的放进冰箱，第二、三天再拿出来热热吃；有时将炒好的一大碗肉丝、肉片，放在冰箱，供一星期炒菜用，省得每天操作。这些做法是极不科学的。剩菜的危害性更大，剩菜、剩饭放置时间长，可能出现很多亚硝胺类物质，而亚硝胺类物质是很明确的致癌物。所以常吃剩菜、剩饭有一定潜在的罹患肿瘤的风险，非常危险。

剩余饭菜除被微生物污染外，如存放不当，还会发生化学反应。如用劣质陶器长时间存放酸性食品，可使铅大量溶于食品，食用后在人体内蓄积导致中毒。若将食品存放在铝锅内，时间越长，则铝析出越多，也会引起铝在人体内蓄积中毒。由此看来，吃剩菜、剩饭的弊端很多，因此饭菜一定要保证新鲜度，不可拿自己的健康去冒险。

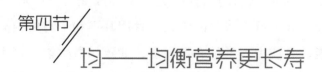

第四节

均——均衡营养更长寿

膳食均衡是指人类理想的膳食，也是营养科学的一个重要而长远的目标。除了出生至6个月的婴儿依靠母乳喂养可以获取均衡的营养以外，可以说没有单一的食物能够满足人体所需要的全部营养素。只有摄取足够种类、颜色丰富的食物，才能满足机体对能量、营养素的需求，才可以构成实际生活中的均衡的膳食。

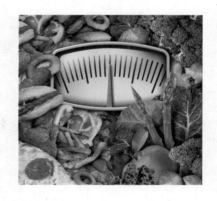

两千多年前，《黄帝内经·素问》中就提出"五谷为养，五果为助，五畜为益，五菜为充"的配膳原则，已经充分体现了食物多样化和平衡膳食的要求。这个在现代同样是适用的。平衡膳食的核心内容概括起来就是"全面、均衡、适度"。

要改变现实生活中高动物蛋白、高脂肪、少蔬菜、少谷薯类的饮食结构，需根据营养平衡理论，科学搭配食物，强调平衡膳食有益于健康。每日膳食中选用的品种要达到4大类、12种以上，其中3种以上的谷薯类食物，包括米、面、杂粮等，3种以上的动物性食物，包括禽畜肉、蛋、鱼类等，4种以上的蔬菜、水果，包括根、茎、叶、花、果实和蕈类、藻类蔬菜和水果，2种以上的奶类、大豆及其制品、坚果类，包括牛奶、豆腐、豆腐皮、腐竹、花生等。且碳水化合物供能占全日总供能量的50%～65%，蛋白质占10%～15%，脂肪占20%～30%。将以上食物科学搭配，按提供的能量算，以早餐占全天总能量的25%～30%、午餐占30%～40%、晚餐占30%～35%的比例分配到一日三餐中，或者每餐减少5%～10%的能量，于两餐间进行适当加餐为最佳。

第五节
揭开三餐的神秘面纱

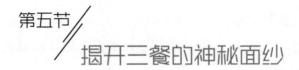

不可忽视的早餐

早餐在一天中起着重要作用。一天之计在于晨，如果早餐吃得好，一上午都精力充沛，办事效率高；反之，就会出现头晕、心慌、脸色苍白等症状。因此，早餐不但要吃，还要吃好。

1.先空腹喝一杯温开水

一夜的睡眠消耗了人体内大量的水分和营养，早上起床后人会处于一种生理性缺水状态。因此，老年人早上起床后，应立即在空腹状态下饮用150～250 ml温开水，既可补充生理性缺水，又能刺激胃肠道蠕动，预防便秘。

2.进餐时间宜早

早餐在6:30～8:30吃最佳，此时人的食欲最为旺盛，营养较易被消化吸收。

3.保证能量供给

早餐食谱中各种营养素的量，一般应占全天供给量的25%～30%。

4.搭配要合理

合理指的是富含水分和营养，应该有谷类、豆制品、奶类、蛋类、肉类、蔬菜、水果、坚果等，要注意做到粗细搭配、荤素搭配，使食物蛋白质中的8种必需氨基酸组成比例更趋平衡，营养互补。

5.宜软不宜硬

清晨，老年人的脾脏还处在困顿、呆滞的状态，常使人胃口不开、食欲不佳。因此，早餐不宜进食油腻、煎炸、干硬以及刺激性大的食物，否则，容易导致消化不良。早餐宜吃容易消化的、温热稀软的食物，如热牛奶、热豆浆、汤面条、馄饨等。

承上启下的午餐

午餐摄取的能量应该占全天摄入能量的30%～40%，它在一天当中起着承上启下的作用。营养丰富的午餐可使人精力充沛。如果长期对午餐不加以重视，就会影响肠胃消化功能，导致胆固醇水平增高、肥胖，并易患消化道疾病、心肌梗死和脑卒中等。

1.增加蛋白质的摄入量

宜吃蛋白质含量高的肉、鱼、虾、禽、蛋和大豆制品等食物。因这类食物中的优质蛋白质可使血液中的酪氨酸增加，使老年人的头脑保持敏锐，对增强理解和记忆功能有重要作用。

2.主食要多样

正餐的主食最好不只1种，2种以上更健康，更有利于补充体力。如米饭+豆沙包、米饭+肉包、米饭+煮玉米等。一般午餐主食可食部生重100 g可满足多数人的需要。

3.搭配蔬菜和水果

宜吃2~3种蔬菜和1份水果，以补充充足的维生素、无机盐和膳食纤维。

4.定时吃午餐

午餐一般在每天的11:30~13:30进行最好，并且注意每天的午餐都应尽量在这个时间段内，以使肠胃功能能够正常发挥。

5.不宜过饱

人体进食之后，体内的血液会集中到肠胃帮助消化吸收，老年人如果吃得过饱，就会导致大脑暂时处于缺血状态，不利于下午的活动。

不宜太丰盛的晚餐

老年人晚餐如果吃得过饱，会反复刺激胰岛素大量分泌，加重胰岛β细胞的负担，容易使胰腺功能衰竭，诱发糖尿病。而且晚餐吃得太好，容易导致能量过剩，造成脂肪堆积，引发肥胖和高脂血症等，甚至诱发大肠癌。

1.时间要早

进食晚餐的最佳时间是18:00左右，最晚也不要超过20:00。老年人如果晚餐吃得太晚，容易诱发结石。

2.能量要低

因为晚餐后活动量较小，而且饭后3~5小时，人会进入睡眠状态，所以，如果晚餐能量高，这些能量消耗不掉就会储存在体内，时间长了，就容易造成肥胖、高血压、高脂血症、冠心病、糖尿病等慢性疾病，危害身体健康。

3.清淡为主，多吃素食

晚餐可以以蔬菜为主，主食要适量减少，可以适当吃些谷薯类食物，少吃一些肉类，尽量不要吃甜点、油炸以及高蛋白食物。

4.晚餐八分饱为宜

老年人如果吃得过饱，鼓胀的胃肠会对周围器官造成压迫，导致睡觉时多梦。经常做梦会使人在第二天感到疲劳，时间长了，还会引起神经衰弱等疾病。

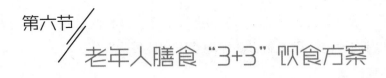

第六节

老年人膳食 "3+3" 饮食方案

随着年龄的增长，人体的细胞功能逐渐退化，数量逐渐减少，身体素质也逐渐下降。饮食稍有差错就会造成身体负担，因此，要重视老年人的饮食。65岁以上的老年人，其营养需求和成年人基本相同，但由于生理以及免疫功能上的变化而又呈现出一定的特殊性，所以，饮食上也应顺其改变。

适当加餐不可少

老年人每天除了三顿正餐外，还应该吃一些小零食作为加餐。老年人吃零食也有讲究，65岁以上老年人可在早餐后2～3小时，约上午10点吃一次零食，可以吃些维生素含量高的苹果、香蕉、橘子、猕猴桃、西瓜等新鲜水果。午饭后，等到下午3点左右，可以吃点种子、果实类的坚果，如葵花子、核桃、花生、巴达木、开心果等，但这类零食能量太高，不宜多吃。葵花子、花生应限制在10粒左右，核桃2颗即可。

"3+3" 饮食方案受推崇

如今，不少专家推荐老年人采取 "3+3" 饮食方案。所谓 "3+3" 饮食

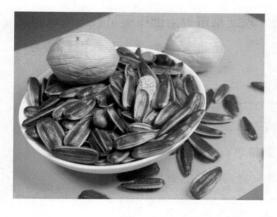

方案，即老年人每天除了三顿正餐外，还应该加三顿餐（可以选择上文提到的那些小零食作为加餐）。美国科学家发现，零食可帮助老年人获得能量，而且吃零食并不会影响老年人的食欲。老年人睡前稍微吃些零食，比如，一小杯酸奶125 ml加2片饼干，不仅能帮助老年人更快进入睡眠，还有助于老年人补钙以及预防胆结石。

值得注意的是，老年人每天、每顿吃多少，每天吃几顿饭，应该根据自己的活动、休息时间以及消化情况而定。每顿少吃点，多加一次餐，这样就既能吃得饱，又能吃得好了。

其实，不仅仅是老年人，一般人群想要吃得健康，控制体重，"3+3"饮食都是不错的饮食结构。

第七节
老年人膳食"十个拳头"原则

为了让老年人容易记住平衡膳食的原则，我们将其简单地概括为"十个拳头"原则，即"肉：粮：奶豆：蔬果=1：2：2：5"（以生重比计）。建议老年人经常根据自己拳头的大小来粗略估计每天各类食物的进食量（指生食物量）。

①不超过：1个拳头大小的动物性食物（包括鱼、蛋、禽畜肉等）。

②相当于：2个拳头大小的谷类、薯类。

③要保证：2个拳头大小的奶、豆制品。

④不少于：5个拳头大小的蔬菜、水果。

北京市卫生和计划生育委员会（现北京市卫生健康委员会）组织专家编写的《老年人健康膳食指导口袋书》，还将"十个拳头"原则概括为一首歌谣：

一拳的肉类不超过，鱼禽蛋肉别太多；两拳的谷类必须有，粗粮薯类加杂豆；两拳的奶豆要保证，骨骼牙齿才坚硬；五拳的果蔬不能少，通肠降脂有营养；总量十拳最合理，别忘各自有比例。

需要提醒的是：①食物的数量都是生食物的数量。②每天摄入的"十个拳头"，每组食物可以进行多样选择，但不能互换。例如，为了多吃一个拳头的肉而少吃一个拳头的水果，是不可以的。即这"十个拳头"原则，不仅有总量控制，还有不同食物的比例控制。③拳头的体积与胖瘦、身高成正比，因此胖点、高点的人会多吃，瘦点、矮点的人会少吃，在实际操作中要注意根据实际经验进行"微调"。

中国老年人平衡膳食宝塔是一种营养合理的平衡膳食模式，它极大限度地提出了我国老年人群膳食中易缺乏的营养素，对改善老年人群的营养状况，预防与膳食有关的疾病具有长远的意义。应用平衡膳食宝塔需要长期养成习惯，并坚持不懈，才能充分体现其预防相关慢性病、促进健康、延缓衰老的重大促进作用。

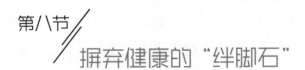

第八节
摒弃健康的"绊脚石"

不贪肉

膳食中肉类脂肪过多，会使老年人营养平衡失调和新陈代谢紊乱，从而易患高胆固醇血症和高脂血症，不利于心脑血管疾病的防治。

不贪精

主食要粗细粮合理搭配，不要长期吃精细主食，以免引起便秘等异常状况。

不贪硬、黏

老年人的胃肠消化、吸收功能减弱，如果贪食过硬或过黏的食品，久而久之，易出现消化不良或得胃病。

不贪快

老年人进食时要细嚼慢咽，这有利于胃肠对营养成分的消化、吸收。那么，怎样才算细嚼慢咽呢？一般来讲，每口食物应咀嚼15～20次，一餐饭进食应不少于20分钟，其中不包括看电视、说话等时间。

不贪热

过热的食物会对口腔、食管和胃造成损伤。老年人如果长期受过热的食物所刺激，容易患上食管癌。

不贪饱

每餐以"八分饱"为最佳，特别是晚餐，一定要少。老年人如果长期贪多求饱，既会增加胃肠的消化吸收负担，又会诱发或加重心脑血管疾病，发生猝死。

不贪酒

不宜饮酒过量或饮用烈性酒，以免诱发心脑血管疾病或肝硬化。

不贪咸

老年人摄入的盐量太多，容易引发高血压、脑卒中、心脏病及肾脏损害。

不贪甜

因甜食所含的能量较多，易引起肥胖、糖尿病、瘙痒症以及脱发，不利于身心健康。

不贪迟

三餐进食时间宜早不宜迟，这样有利于食物消化与饭后休息，避免积食。

不贪剩菜

剩菜中含有的致病微生物较多，吃变质剩菜容易引发食物中毒，出现恶心、呕吐、腹泻、腹痛等现象，严重时还会出现休克的情况，经常食用会导致人体营养不良，体质下降，增加癌变的概率，还容易患胃病，所以生活中尽量少吃剩菜。

第九节
老年人饮食常见误区

营养不良在老年人中很常见，会导致诸多的不良后果，如免疫功能和抗感染能力下降，手术后并发症的发生率和死亡率明显增高。老年人容易出现营养不良，主要是因为味觉功能退化、牙齿脱落、消化系统功能减退。有些老年人患有多种慢性疾病，需长期服药，而有些药物会造成抑制食欲的情况，加上高龄、卧床等因素，造成营养不良的发病率高达60%。另外，一些患慢性病的老年人因疾病的影响常"谈荤色变"，过度限制脂肪、蛋白质的摄入，认为吃粗粮好，就顿顿吃粗粮，形成"过度养生"，最终造成营养失衡。以上诸多原因造成老年人体内营养物质代谢紊乱，所摄入的营养不均衡而形成营养不良。

老年人中最常见的饮食误区

①**习惯长期喝粥养生**。事实上，长期喝粥会让人体得不到足够的总热量和营养物质。尤其是大多数老年人习惯喝大米粥、小米粥、玉米粥等，营养素含量较少。同样体积的粥和米饭相比，粥所含的米粒少得多，给人体提供的能量和营养物质也自然少了很多，不足以满足机体的生理需要。

②**糖尿病患者主食吃得越少越好**。其实，主食的成分是碳水化合物，脂肪代谢需要碳水化合物的参与，如果少吃或不吃主食，脂肪的代谢就会受到影响，在体内易产生过量酮体，严重时可引起酮症酸中毒等一系列问题。

③**排斥吃鸡蛋、喝牛奶**。牛奶、鸡蛋中含有优质蛋白质、维生素和矿物质，尤其是蛋黄中含有卵磷脂、胆固醇等，这些营养都是人体必不可少的，对修复人体组织、合成激素、参与能量代谢具有重要的作用。据国外研究证实，每天一个鸡蛋还会降低阿尔茨海默病的发生率。

④**拒绝吃肉和海鲜**。其实，老年人特别需要优质蛋白质来弥补因分解代谢丢失的蛋白质，维护机体的正常功能。瘦肉和海鲜都是优质蛋白质的极佳来源。老年人需要注意的首先是应采用少油少盐等烹饪方式，其次是控制好量。健康老年人不需要过多担心血脂异常和痛风的问题。

⑤**吃豆制品越多越好**。黄豆中富含优质蛋白质、钙、大豆异黄酮等，且不含胆固醇，很多老年人就会觉得豆制品多吃，好处多多。但是黄豆中的蛋白质能阻碍人体对铁元素的吸收，老年人过量摄入黄豆中的蛋白质可抑制正常铁吸收量的90%，从而出现缺铁性贫血，表现出不同程度的疲倦、嗜睡等贫血状态。所以，尽管豆制品富含营养，也不是多多益善，还是以适量为宜。

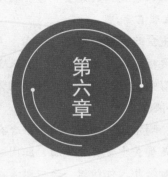

第六章

食物性味大盘点

第一节

五色食物养五脏

红色食物养心

中医学认为红色食物进入人体后可入心、入血，具有益气补血和促进血液生成的作用。现代营养学发现红色食物富含番茄红素、维生素C、铁和蛋白质，不仅具有极强的抗氧化性，可以保护细胞，对抗炎症，而且还有调养气血、增强心脏功能的作用。老年人适当常吃，可增强神经系统的兴奋性，缓解身体疲劳。

红色食物指红肉及红色蔬果，例如牛肉、羊肉、猪肉、猪肝、番茄、胡萝卜、红辣椒、红薯、红豆、红苹果、樱桃、草莓、西瓜、枸杞等。

黄色食物养脾胃

黄色食物富含维生素A、维生素C、维生素D、钾等营养素，能保护胃肠黏膜，有抗氧化的功效。老年人常吃不仅能延缓皮肤衰老，维护皮肤状态，还能促进钙、磷元素的吸收。

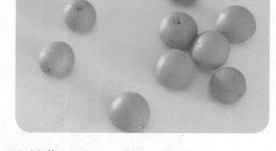

黄色食物指五谷、豆类及其制品、黄色的蔬果，例如莲藕、金针菇、玉米、黄豆、柠檬、橘子、柚子、菠萝、香蕉等。

黑色食物养肾

黑色食物大都具有补肾的功效，此外，黑色食物中含有的抗氧化成分可清除体内自由基，延缓衰老，养颜润肤。

黑色食物指黑色、紫色或深褐色的谷类、菌藻类等，例如黑木耳、海带、牛蒡、紫菜、黑米、黑芝麻、黑豆等。

白色食物养肺

白色食物可补肺益气，而且大多数白色食物指主食、杂粮以及白色的蔬果等食物。如牛奶、大米等都富含蛋白质，经常食用能消除疲劳；又如白萝卜、冬瓜、竹笋、茭白、花椰菜等食物中的脂肪含量比红色肉类食物要低。另外，山药、银耳、豆腐等适合患高血压、心脏病等病症患者食用。大米、糯米、莲子、面粉、梨等也适合老年人食用。

绿色食物养肝

绿色食物中的维生素和无机盐能帮助排出体内毒素，减少毒素对人体的伤害，从而更好地保护肝脏。

绿色食物指绿色蔬菜和绿色水果，例如菠菜、油菜、芦笋、豌豆、绿豆、猕猴桃、西蓝花、韭菜、丝瓜、黄瓜有丰富的膳食纤维，能促进排便，有助于毒素排出机体，减轻肝脏负担，老年人可以适当多吃。其中，深绿色蔬菜的营养价值高。

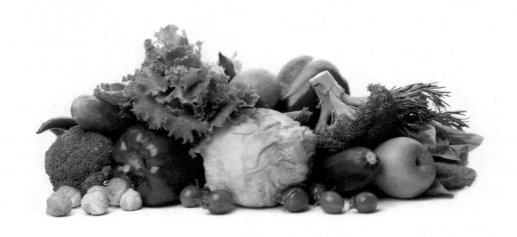

第二节 / 食物四性

食物有四性——寒、凉、温、热。

寒、凉性食物

寒、凉食物具有滋阴、清热、泻火、凉血和解毒的作用，可以用来改善阳证（热证、表证、实证），适合经常上火、怕热、口渴以及口舌生疮的老年人食用。阳证的症状是：面红目赤，口舌干苦，喜欢冷饮，手足热，小便短黄，大便干结，舌红苔黄而干燥等。

主要食物有苦瓜、苦菜、白萝卜、番茄、竹笋、冬瓜、西瓜、丝瓜、黄瓜、油菜、菠菜、荸荠、甘蔗、西洋菜、白菜、绿豆、豆腐、小米、荞麦、芋头、柑、苹果、梨、枇杷、橙子、紫菜、海带、鸭蛋、兔肉和甲鱼等。

寒、凉性食物不能多吃，否则会导致腹泻或手脚冰凉。

温、热性食物

温、热性食物不仅能温中、散寒、补阳、暖胃，还能帮助老年人促进新陈代谢，改善血液循环。适用于阴证（寒证、里证、虚证）。阴证的症状是脸色苍白，口淡，喜热饮，畏寒，肢冷，小便清长，大便溏，舌淡润，脉沉迟等。

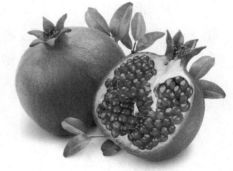

主要食物有生姜、葱、韭菜、刀豆、芥菜、大蒜、杏、桃、樱桃、石榴、大枣、核桃仁、蚕豆、莲子、辣椒、鳝鱼、虾、鸡肉、鸭肉、羊肉、牛肉、海参等。

温、热性食物多吃容易引发上火。

平性食物

还有一类食物，它的性质平和，称为平性食物，由于它们偏凉、偏温不明显，所以在药理上没有单独把它们称为一性。平性食物多为一般营养保健之品。对阳证和阴证都可配用，尤其是对那些虚不受补的患者，是十分适合的。

主要食物有大米、糯米、黄豆、黑豆、山药、花生、猪肉、苹果、胡萝卜、玉米、黑芝麻、无花果、银耳、鸡蛋、蜂乳等。

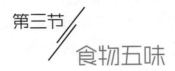

第三节

食物五味

食物有五味——酸、甘、苦、辛、咸。

酸味入肝

经常吃酸味食物不仅能增强肝脏功能，而且能增进食欲，促进食物消化，还能解毒、抗菌等。但是如果吃得太多，就会伤及筋骨和肠胃。

主要食物有番茄、柠檬、橄榄、山楂、柚子、橘子、乌梅、杏、枇杷、醋、红豆等。

甘味入脾

甘味食物不仅有补益强壮的作用，能增强脾脏功能，而且有益气补血之效，还能消除疲劳。但是甘味食物吃得太多，容易引起肥胖。

主要食物有丝瓜、黄瓜、白菜、菠菜、山药、红枣、葡萄、甘蔗、苹果、西瓜、白糖、冰糖、蜂蜜等。

苦味入心

苦味食物具有清热、泻火、解毒、除烦的功能，还能抗菌、消炎。中医认为，苦味食物多属寒、凉性食物，体质比较虚弱的人要少吃，尤其是呼吸道、肠胃功能不太好的人更要少吃，否则容易引起消化不良。

主要食物有芥菜、苦瓜、百合、香椿、蒲公英、杏仁、白果、桃仁、荷叶、茶叶、莲心、苦丁茶等。

辛味入肺

辛味食物有舒筋活血、发散风寒的功效，不仅能促进胃液、唾液分泌，增强淀粉酶的活性，帮助胃肠蠕动，增进食欲，还能促进血液循环。但如果吃太多，不仅会伤肝损目，还会刺激胃黏膜，引起胃疼。另外，患有痔疮和便秘的人最好不吃。

主要食物有萝卜、韭菜、葱、大蒜、生姜、辣椒、胡椒、陈皮、白酒等。

咸味入肾

咸味食物有润肠通便、消肿解毒、补肾强身的功效，能刺激人的味觉，增加口腔唾液分泌，从而增进食欲和提高消化能力。但心脏病、肾病、高血压患者不能多吃。

主要食物有盐、酱油、海产品、动物肾脏等。

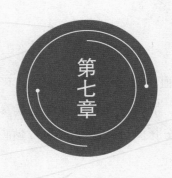

第七章

百岁老年人都在吃什么

著名的长寿之乡广西巴马瑶族自治县（后称巴马）、长寿之谷南美比尔卡班巴、全球最长寿的地区之一地中海……在饮食方面，这些地区的百岁老年人都有各自的饮食特点和膳食结构。当然，长寿不仅跟饮食有关，还与当地的地理、气候、环境有关，更与和谐的社会环境、良好的生活方式有关。以下介绍的百岁老年人的饮食仅根据当地而言，若要长寿，还是要根据所处的环境、地理及自身身体状况等来调节自己的膳食结构和生活方式。

第一节 广西巴马——多食豆制品

巴马位于广西的西北部，地势西北高，东南低，境内山多地少，素有"八山一水一分田"之称，土地显得很珍贵。巴马是世界五大长寿乡中百岁老年人分布率最高的地区，被誉为"世界长寿之乡·中国人瑞圣地"。巴马属于亚热带气候，当地每立方米空气中所含的负氧离子为2 000～5 000个（有时甚至可达到20 000个），比工业城市和平原地区高出十倍到数十倍。

巴马的河水和泉水多半都是经过数千米的地下潜流区后才露出地面的，这些水从不同的地层中吸收了丰富的硒、锶等微量元素，有调节人体生理功能、延缓衰老的作用。

国际自然医学会的研究人员发现，大多数巴马人都终生食用玉米粥，并常吃火麻油、山茶油、酸梅、南瓜、竹笋、白薯等富有营养的食物。研究人员认为，宜人的生活环境、良好的饮食习惯是巴马人长寿的重要因素。巴马百岁老年人把豆浆看得很珍贵，巴马百岁老年人尤其是女性喜爱喝豆浆，他们视豆浆、豆腐及各类豆制品为一生不可缺少的食品，这种重视程度远远要超过动物类食物，同时他们又对火麻油、山茶油、大豆油等植物油情有独钟，并且终生食用。这些食品都具有抗癌、抗衰老的作用。

第二节
南欧地中海——多吃鱼和蔬果

地中海食物的秘密

欧洲人普遍认为，经常食用地中海食物的人，患心肌梗死的概率更小。出现这种情况的原因到底是什么呢？这个秘密一直没有被人解开。

直到在对地中海沿岸居民的健康检查中才发现，他们尿液中牛磺酸的含量，比欧洲其他地区的人高很多。地中海人长寿的秘密就在这里，因为牛磺酸是一种可降低血压的氨基酸，这种营养元素对长寿来说不可或缺。

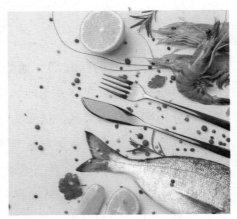

鱼、虾、贝等海产品中的牛磺酸含量非常丰富，而调查发现，这些生活在地中海地区的人普遍爱吃鱼，并且吃的鱼种类很多。除了一般鱼类，他们还喜欢吃乌贼和章鱼。无论是烤、烫，还是用醋、橄榄油腌制，他们都认为十分美味可口。

例如，西班牙人爱吃的西班牙冷汤和西班牙海鲜饭，就放入了各种鱼类。鳗鱼是当地盛产的鱼，人们或生吃，或用醋腌制后吃，对于其他鱼类则大多是炸或者烫了吃，而且都吃得津津有味。又如希腊人爱吃鱼、虾、贝类，这些食物种类很多，量也很大，这点与日本人长寿的饮食习惯类似。

多吃水果、蔬菜，预防心脏病

马德里的居民很少有人患心脑血管疾病，这得益于当地人爱吃水果和蔬菜。地中海人每天都会摄入很多蔬菜、水果，这和当地温暖的地中海气候密切相关。在意大利、西班牙、葡萄牙和希腊，市场上的蔬菜、水果种类繁多，数量惊人。

第三节
新疆——丝绸之路上的长寿人

处在西北的新疆维吾尔自治区，人口虽然只有全中国的1/80，却拥有1/5的百岁人瑞，是名副其实的长寿地区。

含钙的矿泉水助吐鲁番人长寿

吐鲁番的水资源，源于人们修建了一种名为"坎儿井"的水利设施，有效地将天山山脉的雪水引入到了居民聚集地。正是有了坎儿井，吐鲁番也出现了一片片绿洲。当地人长寿，坎儿井功不可没。

因为从地下流淌的雪水富含钙元素。人体摄入适量的钙质，可有效预防高血压，这可能是当地人长寿的原因之一。

长寿婆婆爱吃手抓饭

吐鲁番有一位108岁的老婆婆，她血压正常，说话思路清晰、口齿清楚，一家四世同堂，一起吃手抓饭，其乐融融。

手抓饭是吐鲁番人的主食。具体做法是：将烤去油的羊肉与胡萝卜、洋葱和少量米一起放入锅中熬煮1小时，用少量盐调味。胡萝卜富含可抗氧化的β-胡萝卜素，有抑制老化元凶——体内活性氧自由基的作用；洋葱含有的槲皮素有预防动脉硬化的功效。

多吃瓜果

寿星多的和田地区也是瓜果天堂。和田地区的市场上，随处可见葡萄、桃子、苹果及各种瓜类。这些瓜果不仅味道鲜美，而且多吃瓜果也让和田人的营养更均衡。

高加索地区——多吃蔬菜，常饮酸奶

处在里海和黑海之间的高加索地区，是受全球瞩目的长寿圣地。尤其是格鲁吉亚，更是以拥有众多百岁人瑞闻名于世。

不吃脂肪高的肥肉

高加索人吃牛羊肉的方法非常奇特。当地的代表性肉类料理"哈修拉玛"，是将大量肉块放入汤中煮熟，然后捞出来，去掉肥肉，只把蛋白质最丰富的瘦肉留下来，蘸着果酱大口吃。

多吃富含抗氧化营养素的蔬菜

高加索人在吃肉时，会同时食用大量蔬菜。南高加索的格鲁吉亚人更是不管男女老少，几乎每餐都会吃很多各色蔬菜。

早餐必喝富含乳酸菌的酸奶

高加索地区有的地方卫生环境并不好，但是当地居民并没有因此拉肚子，而且还很长寿，秘诀就在于他们早餐几乎都要喝自制的酸奶。这里的酸奶富含乳酸菌等三种益生菌，能提高人体内干扰素的活性。

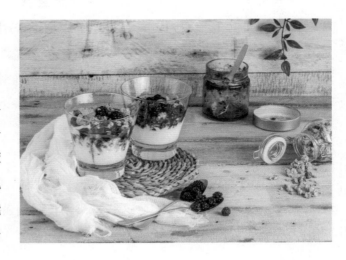

比尔卡班巴——增加膳食纤维摄入，少食脂肪

比尔卡班巴，一个位于赤道附近的南美小村，是与高加索地区名声相当的长寿之谷。这里有一处名叫"神圣之谷"的盆地，和高加索地区一样，里面盛产各种各样的蔬菜、水果。

以富含膳食纤维与钾的玉米和"尤卡"作为主食

玉米的原产地就在南美洲的安第斯山脉，所以，当地人以玉米为主食有着悠久的历史。同时，被当地人作为主食的还有一种叫"尤卡"的芋头。这两种食物都富含膳食纤维与钾等营养元素。膳食纤维能够促进肠道蠕动，减少毒素在体内的停留时间，促进毒素排出体外。钾可维持细胞内适宜的渗透压，调节体液的酸碱平衡，参与细胞内糖和蛋白质的代谢。

此外，比尔卡班巴人还食用小米、稗子等野生谷类。其中一种叫"乔乔斯"的豆子，蛋白质和钙的含量特别丰富。

少食容易导致胆固醇升高的脂肪

比尔卡班巴人的肉食以牛、羊、猪肉为主。周末时，村子里面会有人宰杀猪、羊或牛，与全体村民一起分享。由于他们采取了一种特殊的烹调方法，即把肉用水熬煮很长时间，然后扔掉脂肪和汤，只吃肉，因此，他们每天摄入的脂肪和能量都较少，这也是比尔卡班巴人长寿的原因之一。

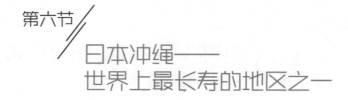

第六节

日本冲绳——世界上最长寿的地区之一

少吃易诱发高血压的盐

日常饮食中，食用过多的盐会增加患高血压的可能性，而患高血压久了，有可能会导致脑出血。摄入盐分过多，还会让人体吸收更多的胆固醇，增加心脏负担，长期如此，容易导致心脏病和胃癌。冲绳人的食盐摄入量大概是日本平均值的2/3。冲绳人长寿和他们能将减盐食物变得美味可口息息相关。

经常食用富含镁的冲绳豆腐

在提及冲绳人饮食的时候，有一种不得不提的食物，那就是冲绳豆腐。冲绳豆腐是用取自大海的盐卤制作的，质地比一般的嫩豆腐稍硬。镁是盐卤的主要成分，它能降低盐对人体的损害，同时还可降低血压。

富含膳食纤维的海带是饮食的最佳配角

海带在冲绳人的日常饮食中扮演着重要的角色。冲绳人的早餐味噌汤离不开海带。海带富含膳食纤维，有吸附多余的钠、胆固醇与糖分的作用，可以说是豆腐的最佳拍档，是长寿的冲绳人餐桌上不可或缺的食材。

除此之外，在中国以及世界上其他长寿地区的人群，饮食结构体现出了高度的一致性：豆类、薯类、玉米、水果吃得多，动物食品吃得很少，而且饭量小。据调查，巴基斯坦罕萨的长寿老年人，日平均摄入总能量为1 600 kcal，主要食物为粗制面粉、奶和奶制品、水果、青菜、薯类等。南美洲厄瓜多尔的比尔卡班巴长寿老年人，日平均摄入能量为1 200 kcal，主要食物为牛羊奶、奶酪、土豆、番茄、水果和小麦粗粉。这些长寿地区的长寿老年人每人一天摄入的能量相当于一般人摄入能量的75%左右，一般是食不过饱，坚持吃粗粮，饭菜清淡。吃粗粮，可以充分发挥膳食纤维和B族维生素的作用；清淡饮食，可以让食物的营养成分保存得更完整；再就是多食水果和蔬菜及具有保健作用的食物。

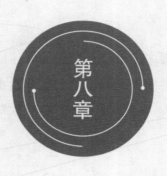

第八章

老年人健康饮水至关重要

水是生命之源，是构成人体的重要组成成分。它参与人体内新陈代谢的全过程，并对调节人体体温起着重要作用。

老年人的需水量更多

老年人的脂肪组织增多，水分和细胞的固体成分减少，因而总体液体量减少，机体内环境的平衡能力弱，对失水和脱水的反应不敏感。因此，老年人的身体和中青年人一样需要水分，有时候对水分的要求甚至超过其他年龄组。

饮水过少对健康不利

身体摄入水分不足是老年人普遍存在的状况，而且也是很多人容易忽略的问题。殊不知饮水过少会给身体带来很多烦恼，比如便秘。其实，只要每天多喝几杯水，就有可能改善这一症状。

老年人一般情况下每日的饮水量应为30 ml/kg，如果身体有发热、腹泻等症状导致液体损失，或者运动量增加导致大量出汗，那么，就还应适当增加饮水量。

有规律地饮水

值得一提的是，饮水要有规律，不要等到有口渴感时再饮水，因为感觉口渴时身体已经严重缺水了。但也要避免过量饮水，否则会加重肾脏负担，1小时饮水不宜超过1 000 ml。白开水、蔬菜汤、蛋汤和鱼汤都是老年人的补水佳品。市场上的很多果汁、咖啡等饮料含糖量较高或容易刺激肠胃，老年人不宜饮用。

这些情况要多喝水

1.感冒

感冒时多喝些水，对于疾病康复很有帮助，因为此时喝水有助于清除呼吸道分泌物，让人感觉呼吸舒畅。此外，如果发热，人体出于自我保护功能的反应，要自身降温，这时就会有出汗、呼吸急促、皮肤蒸发的水分增多等代谢加快的表现，需要补充大量水分。

2.便秘

多喝水、菜汁或果汁。便秘的成因简单地讲有两条：一是体内有宿便，缺乏水分；二是肠道等器官没有了排泄力。多喝水，可刺激肠蠕动，促进排便。老年人便秘情况较多，通过多喝水、菜汁或果汁可以有效预防和治疗便秘。

3.肥胖

餐前餐后喝杯水。人体内的很多化学反应，都要在"水"里进行。有了足够的水分，才能保证身体的代谢机制正常运转。对于肥胖的人来说，可以在饭前半小时左右喝一小杯水，增加饱腹感；饭后半小时，再喝一小杯水，加强身体的消化功能，有助于保持身材。

特殊情况要少喝水

糖尿病、心脑血管疾病、肾脏疾病患者，都不能喝太多的水，更不能猛喝，以免加重心脏和肾脏的负担。

老年人喝水4切忌

1.切忌喝生水

生水一般指未经烧开的水。首先，生水中可能含有多种有毒物质，如农药。一些农民把农药喷洒在地里，随着雨水的冲刷下渗，进入了地下。如这种被农药污染的水被人们所饮用，久而久之就会生病。其次，生水内含有多种病菌，如大肠杆菌等，经常饮用生水将会导致体内的致病菌大量繁殖，进而出现腹痛等症状，导致多种疾病的发生。所以，要尽量少喝生水。尤其是对于老年人，其胃肠功能较差，常喝生水更容易出现消化道症状。

2.切忌经常饮用温度过高或过低的水

25～37℃的水对人体健康最有利，太凉或太烫的水都不适合长期饮用。饮用过凉的水容易造成胃肠道损伤、诱发心脑血管疾病，尤其对于老年人而言是比较危险的；饮用过烫的水会伤害食管，长期饮用可能诱发食管癌。

3.切忌渴了再喝水

当人们觉得口渴时，身体已经明显缺水，如果等到口渴时喝水就太晚了。口渴是人体细胞缺水的反映，经常口渴就会加速机体的衰老或导致疾病的发生，所以，渴了再去喝水是不科学的。应当在早晨、上午、下午和晚上，除用餐之外的时间里，适当喝些水，这对提高内脏功能、增强免疫力、稀释血液、降低血液黏度等都有重要作用。这种饮水方法尤其对老年人有益。老年人的大脑中枢反应迟钝，对口渴不敏感，如不主动饮水，就会发生缺水而对身体不利。因此，应该形成良好的喝水和排尿习惯，每1～2小时喝一次水，每2～3小时排尿一次。

4.切忌一次饮水过多

很多老年人在运动、洗澡后感觉口渴，常会端起杯子一饮而尽。但是老年人体质较弱，心脏承受能力没有年轻人强。特别是洗完热水澡、运动后，身体因受热血管扩张，血流量增加，心脏跳动加快，喝水应特别小心，最好小口慢速喝下一杯温水，否则容易增加心脏负担。

老年人五个最适饮水时间

起床后

老年人夜里睡觉的时候，由于排尿、流汗、呼吸等原因，体内会缺乏水分，从而引起血流缓慢、血液浓缩以及机体代谢物积存。所以，早晨起床后，应该首先空腹喝一杯温白开水。这样既可以补充夜间流失的水分，又有稀释血液的功效，有利于促进新陈代谢，缓解心脑血管疾病的症状，从而在一定程度上可降低心肌梗死、高血压、高脂血症等疾病的发生率。

锻炼期间

锻炼期间饮水，不仅能清洁胃肠道，保持良好的水合状态，而且有利于肝脏解毒以及肾、内分泌功能的改善，提高老年人的免疫力，预防感冒、关节炎等。

餐前餐后

一些老年人认为，饭前饭后饮水会冲淡胃液、唾液，对消化不好。这种看法是不科学的，饭前饭后适量喝水不仅不会削弱消化功能，反而还会有助于消化。值得注意的是，喝水的量一定不可多，速度切忌快，且冰水不适合老年人。

睡觉前

如果老年人晚上睡觉前不饮水，夜间血液黏度升高、血浆浓缩以及血小板凝聚能力亢进，从而可能诱发血栓。一些老年人睡前不饮水是因为担心夜间起床排尿，事实上，老年人膀胱萎缩，容量减少，即使睡前不饮水，夜间也要起床排尿。因此，老年人睡觉前可适量饮水。

夜间排尿后

老年人肾脏的收缩功能减退，夜间尿多，因此，体内容易缺水，导致血液黏稠，心脑血流阻力加大，从而导致心脑血管病变。患有心脑血管疾病的老年人血管内膜发生变化，血液黏度偏高，容易导致缺血性脑卒中。夜间缺水会让这种危险系数升高，所以，老年人夜间起床排尿后可适量饮水。

第三节
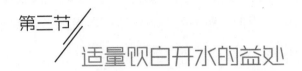
适量饮白开水的益处

白开水应该是老年人在日常生活中饮用最多的水。老年人早晨起床后空腹喝上一杯温热的白开水，不仅可以稀释血液，降低血液黏度，促进血液循环，而且可以减少血栓发生的危险，降低心脑血管疾病的发生率，与此同时，还能淡化色斑，起到美容养颜的效果。有一些老年人平时不爱饮水，一定要改变这一不好的习惯。除需限制饮水量的部分老年人，一般情况下老年人每天喝适量温热的白开水，有益无害！

促进新陈代谢

老年人喝白开水，能够促进肾脏、肝脏等器官运动，维持器官的活性，让血液流通更顺畅，从而促进新陈代谢。

预防便秘

经常喝白开水的老年人胃肠蠕动更活跃，这样不仅可以促进消化，而且有助于毒素及囤积的废弃物排出体外，有预防便秘的功效。

消除疲倦

每当夏季来临的时候，有些老年人便经常会感到疲倦，浑身软弱无力或昏昏欲睡。这种情况产生的原因可能是身体缺水。适量饮用白开水，可以让老年人保持充沛的精力。

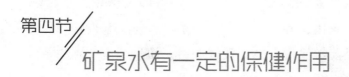

第四节

矿泉水有一定的保健作用

矿泉水和一般的淡水不同，它富含人体必需的微量元素和常量元素等健康因子，老年人常喝矿泉水有利于身体健康。经处理后的矿泉水符合生活用水卫生标准，同时含有人体必需的矿物质，如钾、钙、钠、镁、铜、铁、锌、锰、铬、钼、硒、碘、氟等多种元素。

矿泉水中常见矿物质的保健作用见表8-1。

表8-1　矿泉水中常见矿物质的保健作用

常见矿物质	保健作用
镁	一种催化剂，有促进机体中各种酶形成的作用，可以强心、镇静
钙	人体骨骼健康必需的一种元素
锌	人体必需的营养元素之一，可增强食欲，促进生长发育，保护心肌
铜	具有造血、影响铁代谢、软化血管的功能
铁	人体血液中运输和交换氧所必需的一种成分，能预防贫血，促进生长发育以及提高机体抗感染能力

第五节
茶疗——中国茶文化的精髓

茶疗是我国医药学的重要组成部分。可以说，从最初的"神农尝百草""以茶解毒"开始，茶就登上了人类历史的舞台。

中国人饮茶的历史十分悠久，陆羽的《茶经》中记载道："茶之为饮，发乎神农氏，闻于鲁周公。"茶对人体具有很好的保健功效，不仅可以强身，还能够愉悦心情，缓解压力，而且从泡茶到饮茶的过程也是一个调节身心的过程。

唐代大医学家陈藏器说："诸药为各病之药，茶为万病之药。"人们平常所说的茶是指茶属类植物的叶制成的六大茶类（绿茶、红茶、乌龙茶、黄茶、白茶和黑茶），茶疗的意义也比较狭窄。六大茶类的各种功效自被发现和利用以来，发展迅速，与中医越来越密不可分，加入了各种中药的茶饮配方越来越多，茶疗的概念也越来越广，那些在茶叶之外，配伍药草、花草，甚至五谷、蔬菜、水果等构成一个复方来饮用的，包括方中无茶的花草、药草、五谷、蔬果等，只要是冲泡或煎煮饮用的，都称之为茶饮。

茶疗主要有保健作用，保健就是科学喝茶并养成习惯，起到对健康有益的作用。正所谓"何须魏帝一丸药，且尽卢仝七碗茶"，茶疗已成为现代人养生保健的一大特色方法，越来越受到人们的青睐。

第六节
老年人可以学习的茶饮冲泡方法

茶的冲泡要讲究一定的方法，这样才能充分地发挥茶性，与此同时，也能享受冲泡过程中的乐趣。

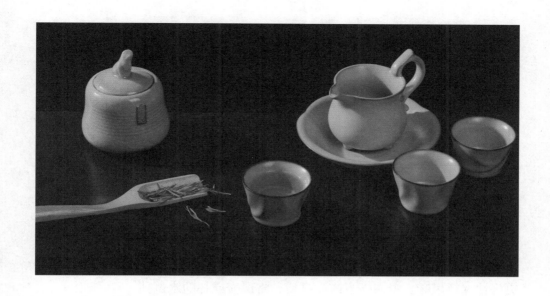

传统茶类的冲泡

茶文化底蕴十分深厚，传统茶类的冲泡，就是我国茶文化的一个重要组成部分。居家饮用，冲泡程序可繁可简，具体可视情况而定。总体来说，茶的冲泡包括准备阶段、温烫茶具、投茶、冲泡4个步骤。

1.准备茶具和适量茶

不同的茶适合不同的茶具，一般绿茶、黄茶和白茶适合用玻璃杯或瓷茶具，乌龙茶、黑茶适合用紫砂壶，红茶适合用瓷壶，花茶多用盖碗。

2.温烫茶具

向茶具内注入适量开水，轻转杯身，温烫内壁，最后将水倒出。

3.投茶

茶与水的比例一般为1∶50。

4.冲泡

向茶具中注水冲泡，一般泡3～5分钟即可品饮，也可先闻香，赏茶舞，然后品饮。

花草茶的冲泡

花草茶在冲泡的时候，很有美感，极具欣赏性，因此，最好选择透明的玻璃茶具，这样可以更好地欣赏到花草茶在水中绽放的姿态。陶瓷茶具光滑洁净，保温性能好，一般来说也适合冲泡花草茶，但是无法欣赏花草徐徐展开的过程。花草茶的营养成分较容易释放，一般用壶泡或杯泡即可，但有一些原料较坚韧，适合用煎煮的方法。杯泡或壶泡的过程基本分为温烫茶具、投茶、冲泡、盖盖闷泡、倒茶5步。

1.温烫茶具

将泡花草茶用的茶壶或茶杯温烫一遍，能提高茶具的温度，使花草茶更好地保持风味。温遍壶身或杯身后，将温壶或杯的水倒掉。

2.投茶

如果是散的花草茶，则要先投茶再冲泡，以使其充分浸泡；如果是茶包，则要先倒水再放茶包。

3.冲泡

水质与水温都会影响花草茶的口感，最好用纯净水、矿泉水或优质泉水冲泡。先将水煮沸，然后冷却到95℃冲泡。

4.盖盖闷泡

花草茶的鲜品一般冲泡2～3分钟即可，干品一般需要5分钟，个别种类需要更长时间。

5.倒茶

花草茶泡好后最好先全部倒出，分杯饮用，以免久泡失味。一次用量的花草茶一般可冲泡2次，第二次冲泡时直接注水冲泡即可。

药草茶的冲泡

药草茶多用冲泡或煎煮的方法，可视具体原料而定。一般花、叶类材料，可直接用开水冲泡，然后盖盖闷20～30分钟；也可用保温杯闷泡，这样能使药草茶成分较快地释放出来。而对于茶材较多的复方茶饮，或者较坚硬的食材，则最好煮饮。

1.处理材料

对于一些面积较大、材质过硬的茶材，可用干净的刀或剪刀将其剁碎或剪碎备用。

2.投茶

冲泡药草茶可用瓷质茶具，也可用玻璃茶具。

3.冲泡

向壶中倒入适量开水。

4.过滤

有些壶内有滤网，可直接倒茶汤；对于没有滤网的壶，则要用滤网过滤一下茶汤。

五谷蔬果茶的冲泡

薏米、红豆、桂圆、红枣、苦瓜（干）、柠檬、金橘、苹果、山楂等都是常用的五谷蔬果类茶材，经常和各类花草茶、传统茶等混合饮用。也有水果与五谷搭配的，水果可选用干品，也可选用新鲜的。一般来说，在冲泡时，蔬菜干品按正常步骤冲泡即可，五谷类需要煎煮，水果类则需要相应地做一些处理工作，比如去皮、去核、切片等，并且通常在最后放入。

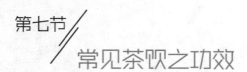

第七节

常见茶饮之功效

枸杞茶帮助老年人滋阴降脂

我国的先民很早就已经开始食用枸杞子了，《诗经》中即有"陟彼北山，言采其杞"的诗句。枸杞子中富含甜菜碱、胡萝卜素、烟酸、B族维生素、维生素C、钙、磷等。

枸杞茶的泡法：枸杞子8g。将枸杞子放入杯中，倒入开水，盖上盖子闷泡5分钟后即可饮用。

枸杞的功效、禁忌如下。

1.功效

①明目：枸杞子因为明目的功效，所以，又被称为"明眼子"，可以用来缓解老年人因肝血不足、肾阴亏虚引起的视物昏花和夜盲症。著名方剂杞菊地黄丸中，枸杞子为主要药物。

②提高机体免疫力：枸杞子富含花青素、铁、钾等，有提高机体免疫力的作用，可以补气强精，滋补肝肾，抗衰老，止消渴，暖身体。

③降三高：枸杞子提取物能够调节血糖，水溶性提取物有降低血压的功效，枸杞子油含丰富的生物活性物质，可降低血管胆固醇。经常食用枸杞子，在一定程度上能帮助老年人预防高血压、心脏病、动脉硬化等。

2.禁忌

枸杞子不宜过量食用，若要达到保健作用，每天宜吃10～20粒；若要达到治疗作用，每天宜吃5～15g（治疗作用最好遵医生的医嘱）。脾虚有湿、泄泻的老年人不能服用。

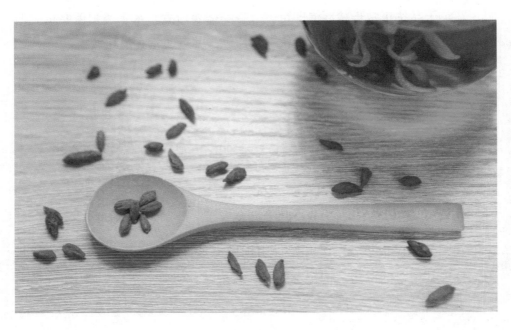

黄金搭档

①枸杞子+菊花：菊花清肝明目，枸杞子滋补肝肾，养肝明目。这款茶饮护眼效果绝佳。

②枸杞子+红枣：红枣可补中益气，养血安神；枸杞子可滋补肝肾，养肝明目。红枣和枸杞子同饮，补血、补气效果显著。

③枸杞子+人参花+杭白菊：人参花可以益气活血，滋阴补肾；杭白菊具有养肝明目、清心、补肾、健脾和胃的功效；枸杞子则是常用的补肾、养肝中药。这款茶饮具有补肾益气、养肝明目的功效。

莲子茶是保护心血管的良品

荷花是一种人人喜爱的花卉，是多年生草本植物，喜欢生长在池塘、湖泊等浅水中。

荷花的种子——莲子有很高的食用价值，可补五脏不足，通利十二经脉气血，使气血畅而不腐。莲子中所含的棉子糖，能够滋养久病或年老体虚者的身体。泡茶之后饮用，养生功效更佳。其功效、禁忌如下。

1.功效

①辅助抗癌：近年对莲子的研究发现，莲子中有一种叫氧化黄心树宁碱的物质，此物质具有抗癌作用，老年人经常食用，能降低鼻咽癌的发病率。莲子宜和米做粥饭食，有轻身益气、强身健体的功效，非常适合癌症患者在化疗之后食用。

②降血压：莲子中富含非结晶型生物碱Nn-9碱，这种碱具有强心、降压的作用。很多老年人都有高血压，如果身体条件允许，常服莲子茶可以达到平肝降压、强心安神的目的。

2.禁忌

莲子涩肠止泻，大便燥结者不宜食用。莲子心苦寒，不宜空腹服用，胃寒怕冷者不宜喝莲子茶。

黄金搭档

莲子+西洋参：莲子可强心安神，滋阴补虚，西洋参能清热生津。这款饮品可以辅助治疗阴虚体质者手足心发热、心胸烦热、口干咽燥、睡眠不佳等症。

红枣红茶可以活血补血

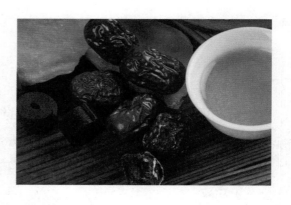

红枣一直受到人们的喜爱，它和桃、李、栗、杏并列为"五果"。红枣味甘，性温，归脾、胃经，有补中益气、养血安神的功效。现代药理学研究发现，红枣营养丰富，含有蛋白质、脂肪、碳水化合物、有机酸、环磷酸腺苷等营养素。

红枣红茶泡法：红枣3枚，红茶包1个，红糖适量。将红枣洗净，去核，果肉切小块，与红茶包、红糖一起放入杯中，冲入开水，盖上盖子闷泡3~5分钟，调匀后即可饮用。

红枣的功效、禁忌如下。

1.功效

①对预防动脉硬化有一定作用：红枣中的芦丁不仅可以维持毛细血管的通透性，防止血管壁脆性增加，从而降低血压，还能清除附着在血管壁上的胆固醇，预防动脉硬化。

②对保护肝脏有一定作用：红枣能提高体内单核细胞的吞噬功能，有保护肝脏、增强体力的作用。此外，红枣中的维生素C能减轻化学药物对肝脏的损害。

2.禁忌

过多食用红枣会引起胃酸过多和腹胀。月经期间有眼肿或脚肿、腹胀现象的女性不适合吃红枣。

黄金搭档

黄芪+红枣：黄芪有利尿消肿的功效，红枣可以安神补血。两者搭配，不仅能补中健脾、利尿，还能养血安神。

葛根茶保护老年人的心脏

据说，葛根的名字来源于一个传奇故事。很久以前，一个全家几乎都被冤杀的葛姓公子跟从了一个医术高明的老人学医。老人常常采寻一种草来为患者治病，那种草的块根主治发热、口渴、泄泻等病症。老人去世后，葛姓公子继承其衣钵，也常常采集这种药为患者治病。有人问他这种药叫什么名字，他想起自己的身世，就说"葛根"。从此，葛根便作为中药名一直流传了下来，时至今日，葛根依旧是一味常用的中药。

葛根茶泡法：葛根6g。将葛根放入保温杯中，冲入开水，盖上盖子闷泡约15分钟即可饮用。

葛根的功效、禁忌如下。

1.功效

①预防心脑血管疾病：葛根中含有的总黄酮和葛根素能改善心肌的氧代谢，对心肌代谢产生有益作用，同时能扩张血管，改善微循环，降低血管阻力，使血流量增加，对心律失常、高血压、动脉硬化等有一定益处。

②调节血糖、血脂：葛根中含有的葛根素有一定降低血糖的作用。此外，葛根所含的黄酮类化合物能降低血清胆固醇、甘油三酯，老年人饮用葛根茶能预防高脂血症。

2.禁忌

葛根能刺激雌激素分泌，因此，乳腺增生患者及妊娠期、哺乳期女性不宜食用。脾胃虚者则要慎用。

黄金搭档

葛根+黄芪+党参+丹参：葛根有扩张血管的功效；黄芪具有生肌功效，能治疗体虚自汗；党参具有造血功能，能治疗心血管疾病；丹参具有活血护肝的功效。四者搭配，能帮助老年人增强身体抵抗力、防治心血管疾病。

鱼腥草茶可以利尿清热

鱼腥草不仅是一种野菜，还是一种重要的中药材，其根茎有利尿通淋、清热解毒的作用。近几年，鱼腥草越来越受到人们的喜爱，一些城市的商店还出现了真空包装的鱼腥草食品。其功效、禁忌如下。

1.功效

①抗菌消炎：鱼腥草中含有的某些成分对多种微生物，特别是酵母菌和真菌有抑制作用，能起到抗菌的效果。鱼腥草中的槲皮素、槲皮苷及异槲皮苷等黄酮类化合物有显著的抗炎作用，能帮助老年人抑制炎症早期的毛细血管通透性增加。

②清热利尿：鱼腥草中富含槲皮苷等有效成分，具有清热解毒、排脓消痈、利尿通淋等功效。

2.禁忌

虚寒证及阴性外疡者不能服用。鱼腥草不可久食，否则身体容易伤气。

黄金搭档

鱼腥草+山楂：鱼腥草是一味天然的消炎药，其含有的抗菌成分可解大肠热毒；山楂可健脾胃。两者搭配有健脾、止泻的功效。

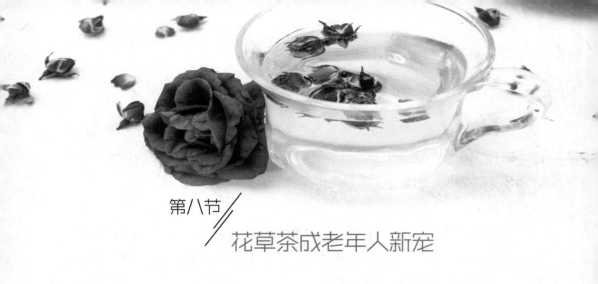

第八节

花草茶成老年人新宠

近年来，花草茶越来越受到老年人的欢迎。花草茶并不是用茶属植物冲泡，而是用一些植物的花朵或根、茎、叶等部分加水煎煮或冲泡而得的饮料。花草茶是一种天然饮品，其含有丰富的维生素，不含咖啡碱，有十分突出的养生功效。不仅如此，饮用花草茶还可怡情养性，让人享受一种优雅浪漫的情调。

常见茶材

常见花草茶茶材有玫瑰花、茉莉花、玫瑰茄、桂花、菊花、薰衣草、洋甘菊等。

保健功效

花草茶具有护肤美容、减肥纤体、保护心血管、增强免疫力、防感冒、缓解压力、缓解疲劳、改善睡眠质量等功效。

花草茶选购

1.看外观
以色泽自然、形体饱满、干燥、无杂质者为佳。

2.闻气味
以自然的香气为佳。如果觉得花草茶味道不自然或不对，就不要购买。

3.注意保质期

注意花草茶的生产日期，一般花草茶的保存及饮用期限以3个月内最佳，不宜超过8个月。

4.试喝

在某些茶叶店购买花草茶的时候可以试喝，试喝时要看其是否具有该种花草茶应有的口感，而且最好不要加糖或蜂蜜等调味，以免喝不出花草茶原本的味道。

常见的花草茶

1.菊花枸杞茶

材料：菊花6g，枸杞子2g，冰糖少许。

泡法：将菊花、枸杞子、冰糖一起放入杯中，冲入开水，浸泡约5分钟即可饮用。

不宜饮用人群：脾胃虚寒者、腹泻者。

功效：菊花含有丰富的维生素A，可保护眼睛健康。枸杞子可补肾益精，养肝明目。常饮这款茶可以清肝火，养阴明目，有效缓解视疲劳。

2.红枣玫瑰花茶

材料：红枣2枚，玫瑰花5朵，蜂蜜适量。

泡法：将红枣去核，果肉切成片，与玫瑰花一起放入杯中，冲入开水，盖上盖子闷泡约5分钟，待茶水温热时，调入蜂蜜即可饮用。

不宜饮用人群：内热者。

最佳饮用时间：面色不好时。

功效：这款茶具有补气养血、活血护肤的功效，常饮能缓解女性的更年期症状。

3.茉莉花茶

材料：茉莉花3g。

泡法：将茉莉花放入杯中，冲入开水，浸泡约3分钟即可饮用。第二次泡饮，冲泡时间可延长至5分钟。

不宜饮用人群：火热内盛、燥结便秘者。

最佳饮用时间：疲劳、头晕时或胸腹胀痛、腹泻时。

功效：这款茶饮气味芬芳，不仅能提神醒脑，纾解郁闷，而且对老年人肠胃功能失调引起的腹泻、腹痛有缓解作用。

4.桃花蜜茶

材料：桃花3g，蜂蜜适量。

泡法：将桃花放入杯中，冲入开水，浸泡3～5分钟，滤出茶汤，待茶汤温热时调入蜂蜜后即可饮用。

不宜饮用人群：脾胃虚寒者。

最佳饮用时间：燥热便秘时、小便赤短时、出现较顽固的便秘时。

功效：桃花可润燥滑肠，蜂蜜可润肠通便。这款茶有清热润燥、泻下通肠的功效。

5.勿忘我薰衣草茶

材料：勿忘我6g，薰衣草3g。

泡法：将勿忘我、薰衣草一起放入杯中，冲入开水，浸泡约5分钟即可饮用。

不宜饮用人群：脾胃虚寒者、孕妇。

最佳饮用时间：心烦不能入睡、精神过于紧张或睡眠质量不佳时。

功效：勿忘我可清心除烦；薰衣草能缓解压力，松弛神经，调节内分泌。这款茶可以调节神经，缓解失眠。

6.莲子心甘草茶

材料：莲子心2g，甘草2g。

泡法：将莲子心、甘草一起放入杯中，冲入开水，盖上盖子闷泡约5分钟即可饮用。

不宜饮用人群：畏寒怕冷者。

最佳饮用时间：心情烦躁、口舌生疮或脾胃虚弱时。

功效：这款茶饮可清心去烦，补脾益气，缓解因心火过旺而导致的心情烦躁、口舌生疮等不适。

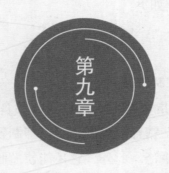

第九章

老年人常见疾病的营养指导

糖尿病的营养指导

糖尿病的主要症状为"三多一少"：多饮、多尿、多食、体重减轻。对糖尿病患者来说，应摄入含丰富的膳食纤维、低糖、低脂饮食。糖尿病患者饮食原则及推荐食谱如下。

饮食原则

1.低糖饮食，有效控制血糖

所谓低糖的食物，指血糖生成指数较低的食物。其在消化道内停留时间长，吸收率低，葡萄糖释放缓慢，可以抑制餐后血糖升高的速度和幅度，有利于餐后血糖的平稳。此外，它还能使血胆固醇和甘油三酯水平下降，预防因糖尿病引起的心血管并发症。低糖食物的成分进入血液缓慢，并能较长时间提供能量，有利于降低血糖。这些食物有粗粮、豆类、奶类、蔬菜、菌菇、低糖水果等。

2.食用低脂食物

控制油脂摄入，降低能量摄入，可以增强胰岛素功能。如果血液或身体内堆积的脂肪过多，胰岛素无法把糖分送达细胞，那么糖分就会在血液内堆积，使血糖升高。因此，应食用低脂食物，如蔬菜类，减少动物性食物与油脂的摄入量。

3.食用富含膳食纤维的食物

膳食纤维是植物所含的不易被人体消化的物质。含有大量膳食纤维的水果和蔬菜、豆类、全谷物，可以使胰岛素水平升高，降低血液中葡萄糖的含量，因此，可以帮助控制2型糖尿病。此外，膳食纤维可以降低胆固醇含量，还可以增加饱腹感，有利于控制体重。

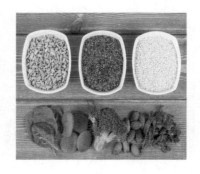

推荐食谱

1.燕麦米饭

材料：燕麦仁50g，大米50g。

做法：燕麦仁、大米淘洗干净，用清水浸泡30分钟。锅置火上，倒入适量清水煮开，加入燕麦仁和大米，大火煮开后，转小火继续熬煮20分钟即可。

功效：燕麦可以延缓糖尿病患者餐后血糖的上升速度，而且燕麦米饭无油、无盐、无脂肪，适合糖尿病患者食用。

2.苦瓜柠檬汁

材料：苦瓜100g，柠檬60g。

做法：苦瓜去籽，切小块；柠檬洗净，去皮、籽。将所有食材倒入果汁机中，加入适量凉饮用水，榨汁后倒入杯中即可。

功效：苦瓜含有苦瓜苷，可平稳降血糖，改善胰岛功能。

第二节
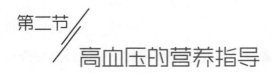
高血压的营养指导

高血压的主要症状为头痛、心悸、胸闷。其中饮食与高血压发病有关，如高血压的发生和血压水平与食盐摄入量呈正相关，还与低钾、高蛋白质、高脂饮食摄入有关。因此高血压患者应低盐饮食，摄入充足的钾、钙、镁和膳食纤维，并控制脂类的摄入。

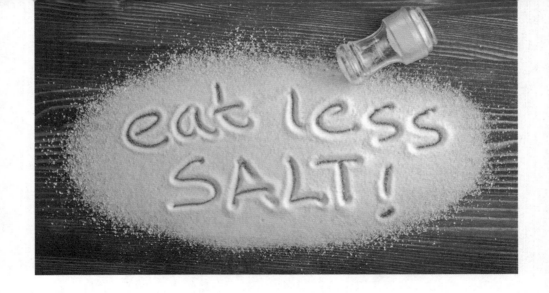

饮食原则

1.低盐饮食

食盐摄入过多可使血压升高。控制体内钠的含量能帮助维持血压正常，所以，高血压患者平时要坚持低盐饮食。除了控制食用盐外，所有高钠的食物，都应注意摄入量，如咸菜、味精、酱油、高钠零食等。

2.补充钾、钙、镁，有效降压

适量补充钾，不仅能帮助排出体内多余的钠，维持体内钾钠平衡，还能促进胆固醇排泄，增加血管弹性。钙对心血管也有保护作用，血液中的钙可以强化、扩张动脉血管，有助于降低血压。降压效果不佳的人群，可试着补充钙质。在补钙的同时，要注意补镁，镁能促进钙的吸收利用。各种豆类、谷类、奶类以及蔬菜等都是钾、钙、镁的主要来源。

3.控制脂类的摄入

除了控钠之外，高血压患者还应控制脂类的摄入。高血压患者常见于超重或肥胖的人群，减重是控制血压必不可少的一环。高血压患者摄入脂肪的能量应占总能量的20%~25%，最高不应超过30%。因此，高血压患者不仅要少吃饱和脂肪酸含量高的肥牛、肥羊、肥猪肉等，还要少吃动物肝脏、蛋黄等胆固醇含量高的食物。食用油要以植物油代替动物油，而且在进食植物油时，也一定要控制用量，一般每日总量不能超过25g。

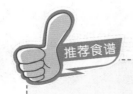

1.西芹菠菜汁

材料：西芹、菠菜各50g，牛奶200ml。

做法：西芹择洗干净，切段；菠菜洗净，去根，放入开水中迅速焯一下，捞出晾凉，切段。将上述食材同牛奶一起放入果汁机中，加入适量饮用水榨汁即可。

功效：西芹含钾、芹菜素等有益成分，能帮助体内排出多余的钠盐；菠菜含槲皮素、叶黄素、钾、钙等，能保持血压稳定。

2.自制红薯干

材料：红薯500g。

做法：红薯洗净，蒸熟，取出，晾凉。将红薯去皮，切片，摆放在干净的蒸帘上，放在室内通风且隔着玻璃能晒到阳光的地方，晾晒至干即可。

功效：红薯中富含钾，其不仅能促进胆固醇的排泄，保持血管壁的弹性，还可帮助人体排出体内多余的钠，有助于降低血压。

3.山楂消暑粥

材料：山楂50g，糯米100g，冰糖10g。

做法：糯米淘洗干净，用清水浸泡3～4个小时；山楂用清水浸泡5分钟，洗净，去蒂、籽，切小块。锅置火上，倒入适量清水烧开，放入糯米，大火烧开后，转小火煮至米粒八成熟，加山楂块煮至米粒熟烂，最后加冰糖煮至化开即可。

功效：山楂中含有丰富的钙和维生素，和大米搭配熬煮成粥，具有辅助降低血脂、血压以及防止血栓形成的作用。

高脂血症的主要症状为头晕、神疲乏力、失眠健忘。高脂血症患者血清胆固醇和甘油三酯水平高，饮食上应远离脂肪，限制胆固醇，同时摄入富含膳食纤维的食物。

饮食原则

1.远离脂肪，告别肥胖

肥胖者由于机体脂肪过多，游离脂肪酸利用少，容易导致血脂升高：总胆固醇高，低密度脂蛋白高，而高密度脂蛋白低。这样，血脂异常的概率也就"水涨船高"。因此，肥胖者适宜吃一些低脂肪且有饱腹感的食物，如魔芋、玉米、山药、芋头、绿叶菜等。

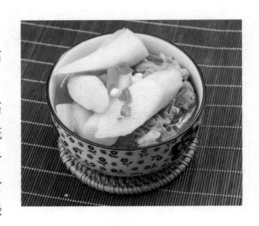

2.限制胆固醇的摄入

高脂血症患者膳食中的胆固醇含量，每日不应超过300 mg，要忌食含高胆固醇的食物，如动物内脏、鱼子、蟹黄等。食物中过多的胆固醇会影响体内新陈代谢，使血液中的胆固醇含量增高，使患者病情加重。

3.高膳食纤维饮食对降低胆固醇有效

膳食纤维能促使胆汁向体外排泄，机体就会自行及时补充流失的胆汁，而胆固醇是合成胆汁的主要原料。为了合成胆汁，体内的胆固醇就会被消耗，进而血液中胆固醇的水平就降低了。因此，为降低胆固醇，宜多选用荞麦、燕麦、绿豆、芸豆、黑米等搭配粳米一起食用，也要多吃黄豆及其制品、玉米、苦瓜、芹菜、魔芋等。

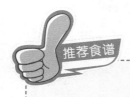

1.香菇油菜

材料：油菜200 g，香菇50 g，酱油、水淀粉、盐、植物油各适量。

做法：油菜洗净备用；香菇用温水泡发，洗净，去蒂，挤干水分，切片。锅置火上，倒植物油烧热，放入香菇片翻炒片刻，然后放入油菜，加盐、酱油翻炒，最后用水淀粉勾芡。

功效：香菇含有嘌呤、胆碱、酪氨酸、氧化酶、钾、镁以及某些核酸物质，能起到降血压、降胆固醇和降血脂的作用。

2.绿豆芽炒兔肉丝

材料：兔肉50 g，绿豆芽250 g，蒜末、鸡精、植物油、盐各适量。

做法：兔肉洗净，煮熟，撕成细丝；绿豆芽洗净。锅中倒入植物油，放入蒜末爆香，再放入绿豆芽和兔肉丝翻炒至熟，然后加盐、鸡精调味，翻炒均匀即可。

功效：兔肉中的不饱和脂肪酸能降低胆固醇含量，保护心血管；卵磷脂能调节血清脂质水平，预防高脂血症。绿豆芽富含膳食纤维，有助于降低血脂。

3.松仁玉米

材料：嫩玉米粒200 g，黄瓜丁50 g，去皮松仁30 g，盐4 g，白糖5 g，水淀粉10 g。

做法：嫩玉米粒洗净，焯水，捞出；去皮松仁炸香，捞出。油锅烧热，放入玉米粒、黄瓜丁炒熟，加盐、白糖，用水淀粉勾芡，最后加入松仁即可。

功效：玉米中富含膳食纤维，常食可以促进肠道蠕动，帮助人体排便。同时，玉米和松仁中都含有大量的维生素E，维生素E可以延缓衰老，降低血清胆固醇。松仁中的不饱和脂肪酸可以帮助老年人软化血管，预防高血压等病症。因此，这道菜非常适合高脂血症的患者食用。

第四节

痛风的营养指导

痛风的主要症状为关节局部红、肿、热、痛。此类患者血尿酸水平高，饮食上应限制高嘌呤食物和脂肪，同时应摄入充足的维生素和碱性食物。

饮食原则

1.少吃高嘌呤食物

急性痛风时，每天嘌呤摄入量应控制在100～150 mg。以免增加外源性嘌呤的摄入，只可选择低嘌呤食物，如细粮、鸡蛋、牛奶、酸奶、大部分蔬菜和水果等。间歇期，应避免进食高嘌呤食物，如肝、腰、沙丁鱼、凤尾鱼、鲭鱼、虾、肉汤、扁豆、干豆等。

2.摄入充足的维生素和碱性食物

膳食中的维生素一定要充足，许多蔬菜和水果是碱性食物，能够碱化尿液，还能供给丰富的维生素和无机盐。

3.限制脂肪的摄入

因脂肪影响尿酸排出，所以，痛风患者每日摄入脂肪的量应控制在总能量的20%～25%。注意应以植物油为主，少吃动物脂肪。在烹调肉时，应先用水焯一下后捞出，使肉中的部分嘌呤排出，这样可以降低肉食中的嘌呤量。

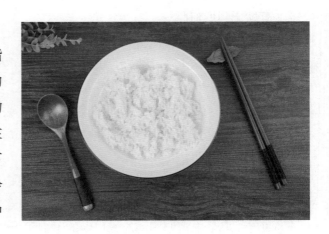

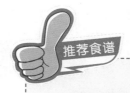推荐食谱

1.海米冬瓜

材料：冬瓜400 g，海米10 g，葱花、姜末、盐各5 g，料酒10 g，水淀粉15 g，植物油适量。

做法：冬瓜去皮，洗净，切片，用盐腌5分钟，滗水，过油，捞出；海米用温水泡软。锅内倒植物油烧热，爆香葱花、姜末，加水、盐、海米和料酒翻炒；放入冬瓜片烧入味，用水淀粉勾芡即可。

功效：冬瓜富含水分和维生素C，钾盐的含量也很高，因而冬瓜有促进尿酸排出、降压和消肿的作用，煮汤时若连皮一起煮，效果会更好。少量海米的加入，不仅能缓解痛风，还有强身健体的作用。

2.香蕉百合银耳汤

材料：香蕉200 g，银耳（干）10 g，鲜百合100 g，枸杞子10 g。

做法：银耳用清水泡透，去净杂质，洗净，撕成小朵，加水上笼蒸半小时；鲜百合剥开洗净，去蒂；香蕉去皮，切成小片。将上述食材放入炖盅中，加枸杞子和适量清水，小火炖半小时即可。

功效：香蕉中钠少钾多，可促进尿酸排出。银耳中富含的钾元素，能缓解痛风症状。百合富含钾元素、多种维生素和秋水仙碱，能够抑制白细胞异化，碱化尿液，有助于缓解痛风性关节炎症状。营养丰富的这款粥非常适合痛风患者食用。

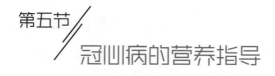

第五节

冠心病的营养指导

冠心病的主要症状为胸痛、心悸、胸闷，主要病因有血脂异常、高血压、糖尿病和糖耐量异常。所以冠心病患者应以降低胆固醇、控制总能量摄入为主。

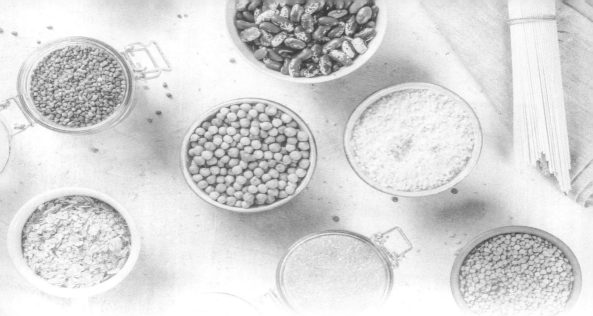

饮食原则

1.补充碘和钾

碘能抑制胆固醇被肠道吸收，降低胆固醇在血管壁上的沉着，故能减缓或阻止动脉粥样硬化的发展，常食海带、紫菜等含碘丰富的海产品，可降低冠心病发生率。冠心病患者缺钾时可出现心律失常，所以应适当食用富含钾的食物。

2.多吃水果和蔬菜

水果、蔬菜是维生素、无机盐和膳食纤维的丰富来源。维生素C能促进胆固醇生成胆酸，从而降低血液中的胆固醇，改善冠状动脉血液循环，保护血管壁。维生素E具有抗氧化作用，能阻止不饱和脂肪酸过氧化，预防血栓形成。

3.控制总能量，维持正常体重

维持能量平衡，防止肥胖，使体重维持在理想范围，是防止冠心病加重的重要环节之一。

4.采用复合糖类，控制单糖和双糖的摄入

将脂肪能量占总能量的比例相应减少，便增加了复合糖类提供的能量。尽量少吃纯糖食物及其制品。糖类的主要来源应以米、面、杂粮、杂豆、薯类等含淀粉类的食物为主。

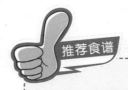
1.卤黄豆

材料：黄豆200g，葱花10g，大料1个，花椒、干辣椒段各3g，盐4g，白糖5g，植物油适量。

做法：黄豆用清水浸泡10~12小时，洗净。锅置火上，放入黄豆、大料、盐、白糖和清水，大火烧开后，转小火煮30分钟，关火，焖2小时后捞出。锅置火上，倒植物油烧至七成热，炒香花椒和干辣椒段，放入煮好的黄豆，翻炒均匀，撒上葱花即可。

功效：黄豆含有不饱和脂肪酸，可防止血管硬化，预防心血管疾病，保护心脏。

2.苹果香蕉豆浆

材料：黄豆50g，苹果40g，香蕉80g。

做法：将黄豆用清水浸泡8~12小时，洗净；苹果洗净，去皮、核，切小块；香蕉去皮，切小块。将黄豆、苹果块、香蕉块放入全自动豆浆机中，加水至上、下水位线之间，按下"豆浆"键，待豆浆机提示豆浆做好即可。

功效：苹果中的果胶、维生素C、果酸和镁具有降低人体内胆固醇含量的作用；黄豆中富含的蛋白质，有助于提高人体抵抗力；香蕉富含果胶、钾，有益于高血压及心脑血管疾病患者。由三者搭配制作的这款饮品，有益于冠心病、高血压等心脑血管疾病患者。

3.豆浆燕麦粥

材料：黄豆60g，燕麦40g，白糖10g。

做法：黄豆用清水浸泡10~12个小时，洗净；燕麦洗净，浸泡4小时。把浸泡好的黄豆倒入全自动豆浆机中，加水至上、下水位线之间，按下"豆浆"键，待豆浆机提示豆浆做好即可。然后将燕麦加适量清水放入锅中煮熟，加入豆浆略煮，放入白糖即可。

功效：燕麦中含有的膳食纤维能吸附钠；豆浆含钾，能促进钠的排出。两者搭配做粥，能扩张血管，有助于降低冠心病的发生率。

第六节

阿尔茨海默病的营养指导

阿尔茨海默病的主要症状为情绪不易控制，语言障碍，不能辨认物体，步态异常，不能准确地判断物品的位置等。阿尔茨海默病患者应摄入充足的B族维生素、维生素C、维生素E、叶酸和钙等。

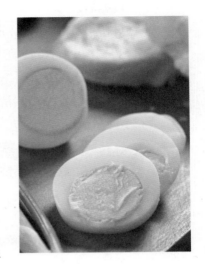

饮食原则

1.适量补充卵磷脂

卵磷脂是脑内转化为乙酰胆碱的原料，所以，经常食用富含卵磷脂的食物，能有助于延缓阿尔茨海默病进展。可以多食用鱼肉、猪肝、蛋黄、芝麻、黄豆及其制品等。

2.增加B族维生素的摄入

在B族维生素中，叶酸、维生素B_6和维生素B_{12}的长期缺乏容易导致阿尔茨海默病。叶酸与维生素B_{12}有降低体内过高的半胱氨酸含量的功效，所以，补充叶酸和维生素B_{12}有助于延缓阿尔茨海默病进展。

3.多吃黄豆

黄豆营养价值高，富含皂苷、低聚糖、异黄酮、大豆卵磷脂等。常食黄豆，不仅能获取人体需要的植物蛋白，预防动脉硬化，还可延缓阿尔茨海默病进程。

4.多吃鱼或适当补充鱼油

加拿大科学家发现，智力退化的老年人血液中ω-3脂肪酸，尤其是二十二碳六烯酸（DHA）的含量比健康的老年人低很多。所以多吃鱼，尤其是鲑鱼、鳟鱼、鱿鱼等，有助于延缓阿尔茨海默病进程。

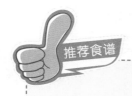
1.黄瓜拌金针菇

材料：金针菇150 g，黄瓜丝100 g，醋、白糖各5 g，盐3 g，花椒、香油各少许。

做法：金针菇洗净，去根，焯熟后捞出。将金针菇和黄瓜丝放入盘中，加盐、醋、白糖和香油；锅内倒油烧热，炸香花椒，浇在金针菇上拌匀即可。

功效：金针菇口感好，特别适合老年人食用，它富含维生素E及磷、钾等，有健脑益智的功效。黄瓜富含维生素C及钙、铁等多种营养素，具有延缓衰老的功效。这道菜不仅美味，而且对大脑有益，经常食用有助于预防阿尔茨海默病。

2.黄豆豆浆

材料：黄豆80 g，白糖适量。

做法：黄豆用清水浸泡10～12小时，然后洗净。把浸泡好的黄豆倒入全自动豆浆机中，加水至上、下水位线之间，按下"豆浆"键，至豆浆机提示豆浆做好后，过滤，依个人口味加适量白糖调味后饮用即可。

功效：黄豆含有的卵磷脂能修复受损的脑细胞，可维持脑神经细胞的正常功能，并增强大脑神经系统功能，预防阿尔茨海默病。

3.核桃紫米粥

材料：紫米80 g，核桃仁30 g，大米20 g，葡萄干10 g，冰糖15 g。

做法：核桃仁剁碎，葡萄干洗净，紫米洗净后用清水浸泡4小时；大米洗净，用清水浸泡30分钟。锅内倒入清水，以大火烧开，加入紫米煮开后，加入大米，改小火熬煮至黏稠，再加葡萄干、冰糖继续熬煮5分钟，待粥晾凉后，撒上核桃碎，拌匀即可。

功效：核桃仁富含磷脂，有非常不错的健脑功效，能保护脑神经细胞，有助于预防阿尔茨海默病。

骨质疏松症的营养指导

骨质疏松症的主要症状为腰背痛，身高缩短，驼背，易骨折，胸闷气短，与性激素缺乏、活性维生素D缺乏、峰值骨量降低、骨质量下降、摄入高蛋白质和高盐饮食等有关。故骨质疏松症患者应摄入充足的钙、维生素D、蛋白质等。

饮食原则

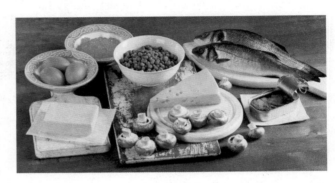

1.适当摄入富含钙的食物

钙是构成骨的重要部分。骨质疏松症与体内骨钙丢失有关。合理充分地从食物中摄取钙并促进钙吸收，对防治骨质疏松症非常重要。正常成年人每日钙的摄入量应达800 mg，老年人应摄入1 000 mg。含钙量比较高的食物有牛奶、豆腐、鸡蛋黄、黑芝麻、花生、海带、黑木耳、虾皮、绿叶菜等。

2.补充适量的维生素D

经常吃富含维生素D的食物，能够促进钙的吸收。维生素D的主要来源是蛋黄、动物肝脏及奶类等。此外，维生素D还有一个重要的来源，就是通过人体接受阳光中紫外线的照射，在体内合成维生素D。

3.供给充足的蛋白质

每日每千克体重蛋白质摄入量以1.0～1.2g为宜。

4.均衡饮食，不偏食

增加维生素及微量元素的摄入，多食维生素C含量丰富的食物，如新鲜蔬菜和水果。切记不能偏食。

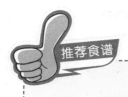

1.韭菜虾皮炒豆腐干

材料：豆腐干200 g，韭菜100 g，虾皮10 g，盐2 g，生抽4 g，香油少许，植物油适量。

做法：韭菜择洗干净，去根、切段；豆腐干洗净，切成细条；虾皮洗净。锅中倒植物油、烧热，下入豆腐干、虾皮煸炒，加生抽、盐、韭菜，炒至韭菜断生，点入香油即可。

功效：豆腐干和虾皮中都含有丰富的钙，经常食用，能充分补充人体所需的钙质。韭菜富含维生素C及挥发油等，适合腰膝无力的人食用。三者搭配做成的这道菜，不仅能补钙，预防骨质疏松症，还有补肾益阳的功效。

2.三色豆腐羹

材料：北豆腐200 g，芹菜、胡萝卜各50 g，高汤500 ml，水淀粉10 g，葱花、香油各5 g，盐3 g，鸡精少许，植物油适量。

做法：北豆腐洗净、切丁，焯烫后晾凉；芹菜择洗干净，切丁，焯水后晾凉；胡萝卜洗净、切丁。锅中倒植物油烧至六成热，放入葱花爆香，下入胡萝卜丁翻炒片刻后，倒入高汤，以大火烧开后，放入芹菜丁、北豆腐丁，熬开后转小火煮5分钟，用水淀粉勾薄芡，加入盐和鸡精调味，淋入香油即可。

功效：北豆腐中含有丰富的钙质，胡萝卜、芹菜中富含胡萝卜素、B族维生素以及钙、铁等无机盐，三者搭配，不仅能为人体提供丰富的钙质，预防骨质疏松症，而且还能缓解更年期女性情绪不安、烦躁等症状。

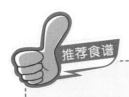

3.海带排骨汤

材料：排骨200 g，莲藕、海带各100 g，姜片、葱花、料酒、盐、香油、植物油各适量。

做法：排骨切段。锅中放入适量水，将排骨段放入锅中，大火煮开，撇去浮沫，捞出后沥干水分；莲藕去皮、切块；海带洗净、切片。锅中放少量油，加入姜片爆香，放入排骨段煸炒至变白，加入料酒，再加适量清水，用大火煮开，撇去浮沫，转小火炖半个小时。放入莲藕块、海带片，用中火炖至莲藕块熟，排骨离骨，加入盐调味，撒上葱花，滴入香油即可。

功效：排骨含优质蛋白，海带含有一定量的钙质，喝汤吃肉吃菜，钙质更容易被人体吸收利用。

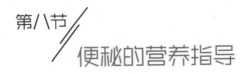

第八节
便秘的营养指导

便秘的主要症状为排便费力，大便干结，便量减少，排便次数减少。对于便秘患者，应摄入充足的B族维生素、膳食纤维、叶酸和水。

饮食原则

1.多吃富含膳食纤维的食物

富含膳食纤维的食物，如谷类、杂豆、薯类、带皮水果、新鲜蔬菜等，能促进胃肠蠕动，增强排便能力，平时应多吃这类食物，尤其是新鲜蔬菜。

2.养成良好的排便习惯

养成良好的排便习惯有利于预防便秘。最好在早晨起床后或早餐后主动去排便，以形成条件反射；如果习惯晚上排便，最好在晚饭后进行。千万不能无故拖延大便时间，以免排便反射减弱。每次蹲厕时间不要过长，尽量控制在10分钟内。

3.及时补充B族维生素

经常吃富含B族维生素的食物，如豆类、绿色蔬菜、香蕉等，有促进胃肠蠕动的作用，能促进人体新陈代谢，防止大便干结。

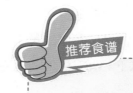

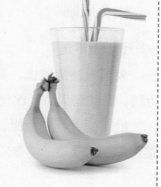

1.荷香小米蒸红薯

材料：小米80 g，红薯250 g，荷叶1张。

做法：红薯去皮，洗净，切条；小米洗净，用清水浸泡半小时；荷叶洗净，铺在蒸屉上。将红薯条在小米中滚一下，沾满小米，排列在蒸屉上，待蒸笼上汽后，再蒸半小时即可。

功效：红薯富含膳食纤维、B族维生素等，有润肠通便的作用，不仅有助于缩短有毒物质在体内的存留时间，还能预防便秘引发的其他病症。

2.香蕉牛奶

材料：香蕉150 g，脱脂牛奶150 ml，蜂蜜适量。

做法：选取熟透的香蕉剥皮，切成小块，和脱脂牛奶一起放入果汁机中搅打。打好后倒入杯中，加入蜂蜜即可。

功效：香蕉味甘、性寒，熟透的香蕉可清热润肠，促进胃肠蠕动，缓解便秘。此外，香蕉中的钾离子、膳食纤维能促进肠道蠕动，这样也可起到通便的作用。

第九节
更年期综合征的营养指导

更年期综合征是困扰绝经前后女性的一种常见综合征，属于中医"绝经前后诸证"的范畴。临床表现为月经紊乱、烘热汗出、烦躁易怒、心悸失眠、忧郁健忘、浮肿便溏、皮肤麻木刺痒或有蚁爬感、头晕、耳鸣、腰酸、肌肉关节酸楚或疼痛等。本病多发生于45～55岁，平均年龄50岁。

一般可将更年期综合征的表现归属于"脏躁"范畴，治疗上应立足于整体，全面调节脏腑功能。更年期综合征的饮食原则按以下4型叙述如下。

饮食原则

1.心血不足

表现为神疲恍惚，喜怒无常，呵欠频频，心烦不安，心悸失眠。苔薄舌淡，脉细弱无力。饮食应以养心安神，甘缓和中为主。

推荐的食物：龙眼，红枣，动物肝脏、肾脏、心脏、胃肠，海带，紫菜，黄豆，菠菜，芹菜，油菜，番茄，杏，橘子，花生等。

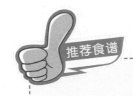
推荐食谱

①小米粥

材料：小米50 g，鸡蛋1个。

做法：先以小米煮粥，取汁，再打入鸡蛋，稍煮。

用法：临睡前以热水泡脚，并饮此粥，然后入睡。

功效：养心安神。用于烦躁失眠者。

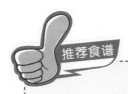

②八宝粥

材料：芡实、薏米、白扁豆、莲肉、山药、红枣、桂圆、百合各6g，大米100g。

做法：先将各食材煎煮40分钟，再加入大米煮烂成粥。

用法：分顿调糖食用，连吃数日。

功效：健脾和胃，补气益肾，养血安神。

③乌灵参炖鸡

材料：鸡1只，乌灵参100g，酒、姜、葱、盐各适量。

做法：乌灵参用温水浸泡4～8小时，洗净、切片，放入鸡腹内。将鸡放入砂锅内，清水淹过鸡体，放入适量酒、姜、葱，大火烧开后，改小火清炖，待鸡熟后，加盐少许即成。

用法：每日2次，食鸡肉，饮汤。

功效：补气健脾，养心安神。适用于神经衰弱者。

④酸枣仁粥

材料：酸枣仁末15g，粳米100g。

做法：先以粳米煮粥，临熟，下酸枣仁末再煮至熟。

用法：空腹食用。

功效：宁心安神。适用于心悸、失眠、多梦、心烦者。

⑤酸仁粥（汤）

材料：酸枣仁6～10g，芡实12g，桂圆肉6g。

做法：将上述食材煮汤。若无芡实或桂圆肉，亦可单用酸枣仁15g，捣碎后同粳米煮粥。

用法：睡前服食。

功效：酸枣仁可以宁心安神，配合桂圆肉和芡实，对心悸颇有裨益。

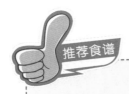

⑥莲子粥

材料：干莲子50g，桂圆肉30g，粳米50～100g，冰糖适量。

做法：先将干莲子磨粉，每晚取莲子粉、桂圆肉30g，同粳米煮成稀粥，然后加入适量冰糖。或用干莲子50g，桂圆肉30g，冰糖少许，一同煎服。

用法：临睡前服食1小碗。

功效：缓解心慌等不适感。适用于心悸者食用。

⑦葡萄汁

材料：新鲜葡萄。

做法：以葡萄榨汁。

用法：兑水饮。

功效：葡萄性平，味酸甜，有补气血的作用。《陆川本草》中说它"滋养强壮，补血，强心利尿。治血虚心跳"。由于葡萄中所含的葡萄糖、有机酸、氨基酸、维生素都很丰富，对大脑神经有补益和兴奋作用。葡萄干的糖分和铁的含量也较高，这对体弱贫血者也有补血效果。因此，心血不足型心悸以及神经衰弱、贫血体弱、心悸之人，常食葡萄，尤为适宜。

⑧银耳粥

材料：银耳，红枣或大米。

做法：银耳加大米熬粥或与红枣煮水。

用法：早晚空腹食用。

功效：银耳性凉，味甘淡，能滋补健脑、益肺强心。它不仅是一种名贵的滋补品，同时也是一味扶正强壮剂，是心气不足型心悸和心血不足型心悸者理想的食疗品，与红枣、莲子等一同炖服，最宜用于缓解神经衰弱患者和肺源性心脏病患者的心悸症状。

2.阴虚火旺

表现为心烦易怒，夜寐久安，梦多善惊，坐卧不宁，时悲时笑，溲赤便秘；苔黄舌红，脉细数。饮食应以滋阴降火，平肝清心为主。

推荐的食物：牡蛎肉、马奶、羊奶、酸奶、淡菜、蛙肉、蹄筋、豆浆、菠菜、黄芽菜、山药、银耳、蘑菇、金针菇、草菇、平菇、西米、糯米、黑木耳、番茄、枸杞头、绿豆芽、甘蔗、酸梅汤、葡萄、百合、水煮花生、橘子、柑、橙子、草莓、柚子、无花果、香蕉、西瓜、蜂蜜、蜂王浆、芝麻、南北沙参、地黄、何首乌、白芍。

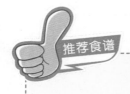

①莲子心茶

材料：莲子心1.5 g。

做法：每日用开水冲泡莲子心。

用法：代茶饮。

功效：缓解心悸症状。适宜阴虚火旺型和痰火上扰型心悸者服食。

②麦门冬茶

材料：麦门冬20 g，沙参30 g。

做法：麦门冬煎水或再配合沙参一并煎汤饮用。

用法：代茶饮。

功效：此茶适宜阴虚火旺之心悸患者常饮。

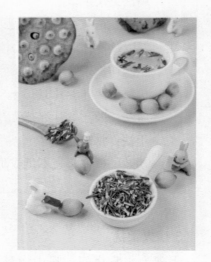

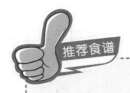

③牡蛎肉

材料：新鲜牡蛎，姜，醋。

做法：牡蛎煮食，或于姜、醋中生食之。

功效：牡蛎性凉，味甘咸，有滋阴养血的作用。煮食，主虚损，治妇人血气，调中，解丹毒；生食之，则主丹毒，治酒后烦热，止渴。《医林纂要》还说它"清肺补心"，崔浩《食经》中也认为牡蛎肉"治志意不定"，尤其是心阴虚、心火旺的心悸烦躁者，食之颇宜。

④冰糖百合水

材料：鲜百合50~60g，或干百合30g。

做法：百合煎水后加入适量冰糖食用。

用法：代茶饮。

功效：适宜心气不足型或阴虚火旺型心悸，包括体质虚弱，女性更年期以及神经症所致的心悸之人服食。

⑤西洋参茶

材料：西洋参片3~5g。

做法：西洋参片泡茶。

用法：常饮。

功效：适宜心气不足或阴虚火旺之心悸者食用。

3.痰火上扰

表现为心胸痞闷，喉中痰黏，烦乱即怒，甚则狂怒，或意识不清，语无伦次。饮食应以清热涤痰，安神开窍为主。

推荐的食物：旱芹、白菊花、冬瓜、丝瓜、萝卜、槐花、百合、茼蒿、杏仁、茯苓、山药、柏子仁、粳米、麦片。

忌食的食物：桂圆肉、荔枝、大枣、猪油、肥肉。

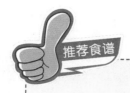

①金橘

材料：鲜品金橘，盐或糖。

做法：金橘洗干净连皮直接吃；或切成片，放进一个瓶子里，在瓶子里面放盐（或者糖）腌制十天左右，等汁水腌制出来以后，泡水喝。

用法：代茶饮。

功效：金橘性温，味辛甘，有理气，解郁，化痰的作用。《中国药用植物图鉴》中说它"治胸脘痞闷作痛，心悸亢进"。因此，对痰阻心络和气滞血瘀型心悸者，包括由高血压、血管硬化、甲状腺功能亢进、冠心病或心律失常引起的心悸，食之颇为适宜。

注意：金橘与动物肝脏不宜同时食用，因金橘中含有大量纤维素，纤维素中的醛糖酸残基可与动物肝脏中的铁、铜、锌等微量元素形成混合物而降低人体对这些元素的吸收；金橘性温，内热亢盛如口舌生疮、大便干结等病症者，不宜食用。

②海蜇拌苦瓜

材料：鲜品海蜇，苦瓜，黑木耳，糖（或盐、醋）。

做法：将海蜇、苦瓜、黑木耳用开水焯一下后加糖或盐、醋凉拌。

用法：拌菜常食。

功效：苦瓜性寒，味苦，有清心火的作用。《滇南本草》中说它"泻六经实火"。《生生编》认为苦瓜"除邪热，清心明目"。《随息居饮食谱》亦云："青则涤热，明日清心。"痰火上扰或心火偏旺所致的心悸者尤宜食之。

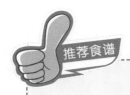

海蜇性平，味咸，能清热、化痰、消积。《医林纂要》中还说它"补心益肺，滋阴化痰"。现代医学研究证实，海蜇有类似乙酰胆碱的作用，能扩张血管，降低血压，还能防止动脉硬化。所以痰热偏盛的高血压、冠心病引起的心悸患者，宜常食之。

黑木耳性平，味甘，有滋阴、养胃、活血、润燥的作用。清代食医王孟英认为它能"补气，活血"。根据现代医学研究，黑木耳是天然的抗凝剂，有预防动脉硬化、冠心病、高血压和高脂血症的作用。因此，凡心血管疾病导致的心悸者，宜经常服食，裨益颇多。

③山楂茶

材料：山楂10～15g。

做法：每天煎水代茶饮。

功效：适宜气滞血瘀型心悸，包括高血压、高脂血症、冠心病、心绞痛以及阵发性心动过速者心悸时服食，可缓解心悸。

④雪羹汤

材料：荸荠60～120g，海蜇50～100g。

做法：荸荠洗净、去皮，海蜇以温水泡发，洗净，切碎。将两者放入锅中，加水煎煮1小时即成。

用法：每日2次，饮用。

功效：有清热化痰之功，适用于痰火上扰型心悸患者。

⑤茯苓粥

材料：茯苓100g，小米100g。

做法：取上物慢熬成粥。

用法：趁热啜饮。

功效：茯苓性平，味甘淡，有宁心安神的作用。《神农本草经》中早有记载，说它"主忧恚惊邪恐悸"。《药性论》也认为茯苓"善安心神"。各种原因所致的心悸者，皆宜食之。

4.肝肾不足

表现为神志恍惚，无故悲伤喜哭，不能自控，呵欠频频，彻夜不寐，烘热汗出，心悸神疲。苔薄，脉细。饮食应以补益肝肾，平调阴阳为主。

推荐的食物：山药、干贝、鲈鱼、栗子、枸杞子、海参、牡蛎、鳖肉、鱼鳔、黑芝麻、桑葚、牛奶、核桃仁、冬虫夏草、莲子、猪肾、人参、何首乌、藕粉、胡萝卜、松子、葡萄、墨鱼。

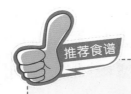

①**麦枣茶**

材料：小麦60～100g，大枣10枚，炙甘草6～10g。

做法、用法：一同煎水，代茶频饮。

功效：此法尤其适宜女性体虚心悸，或心脏神经症心悸不安者服用，可以起到养心安神、止心悸的效果。选用浮小麦效果更佳。

②**肉桂茶**

材料：肉桂10g，炙甘草6g。

做法、用法：一同煎水，代茶频饮。

功效：此法适宜心气虚弱型心悸者服用。

③**蜜奶汁**

材料：蜂乳一匙，白奶100ml。

做法、用法：白奶加热，与蜂乳混匀，早晨空腹饮用一杯。

功效：蜂乳性平，味甘酸，能滋补、强壮、益肝、健脾。近代研究认为蜂乳对细胞具有再生作用，可增强造血功能，心气不足型和心血不足型所致的心悸患者，经常服食，尤为适宜。

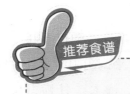

④灵芝酒

材料：干灵芝5朵，白酒500 ml，冰糖或蜂糖适量。

做法：干灵芝剪碎，放入白酒瓶中密封浸泡，3天后，白酒变成棕红色时即可喝，还可加入一定的冰糖或蜂糖。

用法：白酒变成棕红色时适量饮用。

功效：灵芝性平，味甘，有治疗虚劳的作用。心气不足型心悸患者，常食颇宜，冠心病、神经衰弱、心律失常、体质虚衰等引起的心悸，皆宜食之。

⑤灵芝炖猪蹄

材料：灵芝15 g，猪蹄1只，食用油、料酒、精盐、味精、葱段、姜片适量。

做法：将猪蹄去毛后洗净，放入沸水锅中焯一段时间，捞出后再洗净；灵芝洗净、切片。锅中放入食用油，烧热，加葱段、姜片煸香，放入猪蹄、水、料酒、味精、精盐、灵芝，大火烧沸，改用小火炖至猪蹄熟烂，出锅即成。

用法：炖熟即食。

功效：灵芝有滋补强壮、补肺益肾、健脾安神的作用。现代研究表明，灵芝能提高人体免疫力，有健肤、抗衰老的作用。《随息居饮食谱》云猪蹄"填肾精血，健腰脚，滋胃液，以滑皮肤，长肌肉"。

第十节

动脉硬化的营养指导

动脉硬化的主要症状为心悸、胸痛、头晕、四肢凉麻、视力降低、失眠、记忆力下降。其主要原因是高血压、高脂血症、吸烟，还与摄入大量含胆固醇和油脂食物有关，因此，动脉硬化患者应补充富含膳食纤维的食物，适当吃海产品，减少胆固醇的摄入量。

饮食原则

1.摄入富含膳食纤维的食物

膳食纤维在肠胃中不易被消化，因此，摄入富含膳食纤维的食物可以促进肠道蠕动，增加排便量，及时排出人体中多余的胆固醇，从而有效降低血清胆固醇的含量。

2.适当吃海产品

海带、海蜇、紫菜、海藻等海产品富含优质蛋白质、不饱和脂肪酸和各种无机盐，这些营养素可阻碍胆固醇在肠道内吸收。海产品味咸，中医认为咸味可以软坚散结。所以一般情况下，动脉硬化患者可适当吃海产品。

3.降低胆固醇的摄入量

动物内脏及蛋黄、水生贝壳类等食物中胆固醇的含量都很高，所以，每日饮食中应不超过1个蛋黄，蟹黄、鱼子、动物肝肾及其他内脏应尽量少吃或不吃。

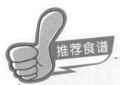

洋葱炒鸡蛋

材料：洋葱200 g，鸡蛋1个，盐2 g，胡椒粉少许，植物油适量。

做法：洋葱去皮，洗净、切丝；鸡蛋打散，炒熟后盛出。锅内倒入植物油，油热后加洋葱丝翻炒，炒软后倒入炒好的鸡蛋翻炒，加盐、胡椒粉再翻炒片刻即可。

功效：洋葱是天然的血液稀释剂，它所富含的前列腺素A，能够软化血管，降低血液黏度，有降低血压、预防动脉硬化的作用。

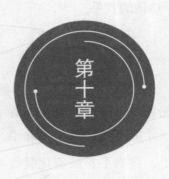

第十章

老年人常见食补方

第一节

提高免疫力食补方

健全的免疫系统能抵抗细菌和病毒，使人远离疾病。想要不生病或少生病，需要通过摄入提升免疫力的营养素和食物来调理体质，而选择了合适的食物，就能拥有事半功倍的效果。

饮食原则早知道

1.要重视三餐

长期不吃早餐，会使免疫力降低；午餐起着承上启下的作用，午餐吃得好，人才能精力充沛，才能高效率地工作和学习；晚餐不宜吃得过饱、过晚，晚上人体活动量小，食物不易被消化吸收，若吃得过饱、过晚，会影响身体健康。

2.全面均衡地摄入营养

人体缺少任何一种营养素，都会出现相应的症状或疾病。所以，只有营养均衡，才能保证人体免疫力。

3.戒烟、限酒

烟、酒会使氧气和营养素供给减少，致使免疫力下降。

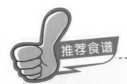

推荐食谱

黄鳝小米粥

材料：小米100g，黄鳝80g，盐4g。

做法：小米淘洗干净，黄鳝去头和内脏，洗净、切段。黄鳝加盐与小米同煮为粥。

功效：用滋阴补血、益肾壮阳的小米搭配可补脑健身、补气养血、滋补肝肾的鳝鱼煮粥，具有强身补血的功效，可以提高抗病能力。

滋阴润肺食补方

肺是身体内外气息的交换场所，通过呼吸将新鲜空气吸入肺中，然后呼出肺中的浊气，完成一次气体交换。肺通过不断地吐故纳新，可促进气的生成，调节气的升降出入，促使新陈代谢正常运行。中医里认为肺为娇脏，意思是肺最容易被入侵，从而引起各种肺部不适。特别是现在雾霾天气增多，对肺的保养更要注意。

饮食原则早知道

多吃一些新鲜的蔬果，如梨、猕猴桃等含有大量水分的水果，葡萄、蓝莓等浆果以及具有润肺止咳功效的柑橘等水果；少吃一些比较肥腻以及味重（过咸或过甜）的食物，尤其是羊肉等热性食物更要避免，以免引起肺部燥热上火的情况。

中医认为，不论是大热的辣椒，还是大寒的冷饮，这些刺激性食物都很伤肺，所以要避免食用。

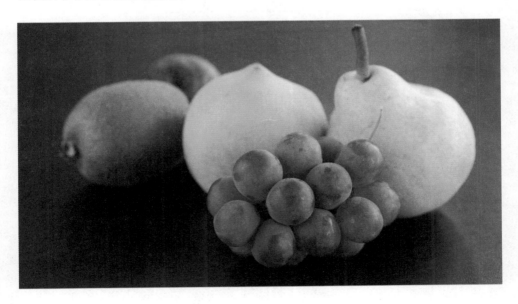

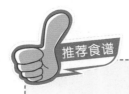
推荐食谱

1.山药糯米粥

材料：糯米100 g，山药50 g，白糖适量。

做法：糯米淘洗干净，用清水浸泡4小时；山药洗净，去皮，切成小丁。锅内加水烧开，放入糯米煮开后，转小火慢煮至八成熟，加山药丁熬煮至熟，加白糖调味即可。

功效：山药可健脾、益肺；糯米可补脾胃，益肺气。二者搭配食用，健脾益肺的功效更佳，适合痰湿体质者食用。

2.薏米雪梨粥

材料：薏米、大米各50 g，雪梨1个。

做法：薏米淘洗干净，用清水浸泡4小时；大米淘洗干净；雪梨洗净，去皮和蒂，除核，切丁。锅置火上，放入薏米、大米和适量清水，大火煮开后，转小火煮至米粒熟烂，再放入雪梨丁煮开即可。

功效：雪梨是公认的润肺食物，薏米中含有丰富的维生素E，可保护肺部健康，二者搭配，润肺效果更好。

第三节
养护肝脏食补方

肝脏是人体重要的解毒器官，身体中的很多有害物质都需要肝脏来代谢，比如酒精、药物中的毒素等。如果肝脏长期超负荷工作，致使太多的身体毒素无法及时排解出去，就会对身体造成很大的伤害。所以，我们首先要从饮食入手来为肝脏减负。

饮食原则早知道

1.摄入优质蛋白质

成年人每天1～2袋脱脂牛奶（250～500g）、1个煮鸡蛋、50～100g豆制品、40～75g精瘦肉、40～75g水产品、200～300g谷类、10g坚果，就能保证一天的蛋白质需求。

2.限制脂肪的摄入量

每人每天吃油（植物油）最好不超过25g，少吃动物油、肥肉、油炸食品及高胆固醇食物（如动物肝脏、鱼子、蟹黄等）。高脂肪和高胆固醇食物是加重肝脏负担的主要危险因素之一，因此要尽量避免。

3.多吃富含膳食纤维的蔬菜和水果、粗粮、杂豆

膳食纤维能帮助清理体内的垃圾和毒素，并加速将其排出体外，从而减轻肝脏负担。

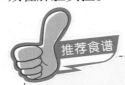
推荐食谱

1.绿豆红枣枸杞豆浆

材料：黄豆60g，绿豆20g，红枣4枚，枸杞子5g。

做法：黄豆淘洗干净，用清水浸泡10～12小时；绿豆泡4～6小时；枸杞子洗净，用清水浸泡后切碎；红枣洗净，去核，切碎。把上述食材一同倒入全自动豆浆机中，加水至上、下水位线之间，按下"豆浆"键，煮至豆浆机提示豆浆做好即可。

功效：绿豆能清肝明目，增强肝脏解毒能力；红枣能安五脏，补血；枸杞子能滋补肝肾。

2.青豆草菇鳕鱼粥

材料：鳕鱼片100g，草菇50g，青豆20g，大米150g，鲜汤1000g，盐3g，香油、葱末、姜末各适量。

做法：草菇洗净，入开水锅中焯烫后捞出；青豆洗净，煮熟；大米洗净。将大米、鲜汤和清水慢煮成粥，下入姜末、草菇略煮，再下入鳕鱼片煮熟，然后加盐和香油，下熟青豆，撒入葱末即可。

功效：这道粥富含维生素、蛋白质和不饱和脂肪酸，可补养肝脏。

第四节
延年益寿食补方

尽管衰老是不可抗拒的自然规律，但是如果能够做到饮食营养全面、均衡，就可以延缓衰老，提高生命质量。

饮食原则早知道

1.营养全面、平衡膳食

长期绝对食素会使蛋白质供给不足，导致精神萎靡、反应迟钝、大脑退化等。所以，平时饮食要做到荤素搭配、营养全面、平衡膳食。

2.常吃有益于血管健康的食物

鱼类能改善血管弹性，促进钠盐排泄；常食黑木耳及含吡嗪类物质的食物，如大蒜、洋葱、青葱、茼蒿、香菇及草莓、菠萝等，可以抑制血小板聚集，防止血栓形成。

3.常吃含抗氧化剂的食物

抗氧化剂（维生素C、维生素E、维生素A、植物化学物质如大豆异黄酮等）、多糖类物质等具有抗衰老、提高免疫力等功效，常食含这类物质的食物可以在一定程度上延缓衰老。

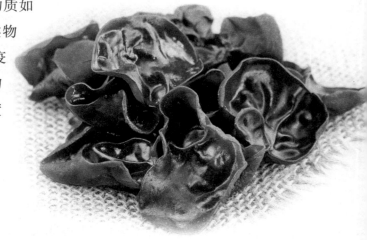

1.羊肉胡萝卜粥

材料：大米、胡萝卜各100 g，羊肉75 g，葱末、姜末各5 g，盐、鸡精各3 g。

做法：大米洗净，用清水浸泡30分钟，控水；羊肉、胡萝卜分别洗净，切片，羊肉片入开水中焯熟。锅内放入大米和水熬煮成粥，再放入羊肉片、胡萝卜片煮熟，然后加盐、鸡精、葱末和姜末调味即可。

功效：这道粥可以为人体补充胡萝卜素、优质蛋白等营养素，有助于提高人体抗病能力，增强体质，延年益寿。

2.黄金豆腐

材料：豆腐400 g，咸蛋黄4个，葱花5 g，植物油适量。

做法：豆腐切丁，入开水中焯熟，捞起后装盘。锅内放植物油，待油热后，放入咸蛋黄炒散，然后浇在焯熟的豆腐上，再撒少许葱花即可。

功效：豆腐具有健脑强骨的作用，老年人适当食用可延缓衰老。

第五节

养心食补方

心脏是人体的重要器官，心脏能否正常运转直接关系到人的生命安危。因此，我们要特别呵护心脏。如果饮食不规律，吃得不健康，长期大量饮酒，缺乏运动或者长期抑郁，都有可能诱发心脏疾病。

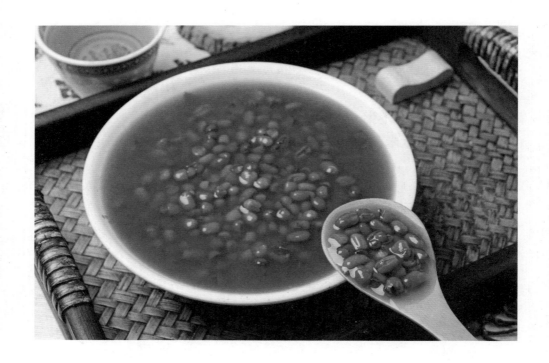

饮食原则早知道

1.膳食要低盐少油

吃盐太多，容易引发高血压，而高血压是心血管疾病和脑卒中的主要危险因素。因此，每人每天吃的盐不能超过5g，其中还包括酱油、咸菜等食品中的盐。食用油选择不当或进食过量，也会增加心脏病的发病风险。每人每天吃的烹饪油不能超过25g，相当于我们吃饭用的汤匙的两勺半左右。同时，要注意不能只吃一种油，要多种油换着吃。

2.限制脂肪和胆固醇的摄入量

主要是避免含饱和脂肪酸多的膳食，也就是控制动物油、肥肉等含动物性脂肪多的食物。这些食物还含有大量的胆固醇，长期大量食用不仅会造成肥胖，还会加重心脏负担。

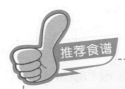
推荐食谱

1.小米红豆粥

材料：红豆、小米各50 g，大米30 g。

做法：红豆洗净，用清水浸泡4小时，上锅蒸至酥烂；小米、大米分别淘洗干净，大米用清水浸泡30分钟。锅内倒入适量清水，以大火烧开后，加入小米和大米煮开，再转小火熬煮25分钟至粥稠，然后将酥烂的红豆倒入稠粥中煮开，搅拌均匀即可。

功效：小米所含的色氨酸、钙等物质可滋养神经，镇静心神，与富含钾、铁、花青素等养心的红豆合用可保护心脏功能。

2.红豆沙

材料：红豆300 g，白糖少许。

做法：红豆洗净，加适量清水浸泡6～12小时。锅内倒入清水煮开，放入红豆再次煮开后，转小火熬煮至红豆熟烂，放入白糖煮至化开即可。

功效：红豆中丰富的铁质能让人气色红润，并有补血、促进血液循环、增强免疫力等功效，可保护心肌细胞。

第六节

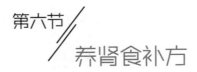
养肾食补方

肾脏是人体的重要器官，它的基本功能是生成尿液，清除体内的代谢产物及某些废物、毒物，同时保留水分及其他有用物质。如果肾脏不好，就会造成体内毒素堆积，长期积累下来，不仅会伤肾，还会影响其他脏腑，所以需要保护好肾脏。可以通过食补的方式来增强肾脏功能。

饮食原则早知道

1.不要过多摄入蛋白质

蛋白质的最终产物除二氧化碳和水外，还有尿素、尿酸和肌酐等，这些物质必须经过肾脏代谢，才能随尿液排出体外。因此，如果人体内的蛋白质过多，就必然会增加肾脏的负担。

2.饮食要低盐

我们吃进去的盐有95%是由肾脏代谢的，所以，如果吃盐太多，就会加重肾脏的负担。再加上盐中的钠会导致人体内的水分不易排出，又会进一步加重肾脏的负担，甚至导致肾脏功能减退。

3.不要暴饮暴食

暴饮暴食很容易造成饮食过度，从而产生很多废物，这些废物大多数都要经过肾脏排出，因此，也会增加肾脏的负担。

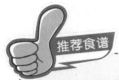
推荐食谱

1.韭菜炒绿豆芽

材料：绿豆芽300 g，韭菜60 g，盐3 g，醋5 g，植物油适量。

做法：绿豆芽掐去头尾，放入水中浸泡一会儿，捞出、沥干；韭菜择洗干净，切成5厘米左右长的段。炒锅倒植物油烧热，放入绿豆芽翻炒，加入醋、盐和韭菜段快炒至熟即可。

功效：韭菜具有温中下气、温补肾阳的功效，适合腰膝无力、肾虚者食用。

2.黑豆粥

材料：黑豆50 g，大米30 g。

做法：黑豆洗净，用清水浸泡4小时；大米淘洗干净，用清水浸泡30分钟。锅置火上，加适量清水煮开，再放入黑豆，用大火煮开后，转小火熬煮，待黑豆煮至六成熟时加入大米，再煮30分钟至黏稠。

功效：黑豆可以补肾强身，增加精力，适合肾虚之人食用，可以缓解尿频、腰酸、女性白带异常及下腹阴冷等症状。

第七节

健脾养胃食补方

中医认为，饮食调节是保养脾胃的关键。人体吃进去的食物，需要通过胃肠来进行消化，并将营养物质输送到身体所需要的各个部位。如果脾胃不好，不仅会影响身体对食物营养的吸收，还会引起消化不良、反酸、胃胀气等不适。

饮食原则早知道

1.饮食要定时定量，少吃零食

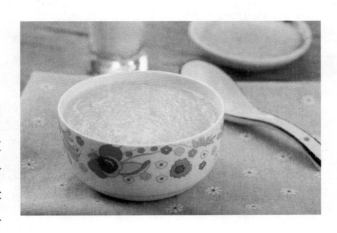

一日三餐时正是胃酸分泌最旺盛的时候，这时进食才能更好地消化食物。但是，如果经常吃零食，三餐也没有规律，时间长了就会破坏胃酸分泌的正常节律，从而引发胃病。

2.食物温度宜"不烫不冷"

吃得太凉会刺激胃，引起胃黏膜收缩，从而影响胃的功能。如果饮食过热，对消化道和胃黏膜都会有一定损伤，会使胃黏膜保护作用降低，使胃黏膜血管扩张，严重的甚至还会导致胃黏膜出血。

3.细嚼慢咽，少吃粗糙、过硬的食物

咀嚼可以促进唾液分泌，咀嚼次数越多，唾液分泌就越多。唾液具有消化食物及杀灭细菌的作用，既能够帮助消化，又有助于保护胃黏膜。

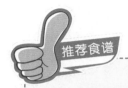

1.山药小米粥

材料：小米100 g，山药50 g，蜂蜜、枸杞子各适量。

做法：小米洗净；山药去皮后洗净，切块，放入冷水中浸泡。锅中加水，放入小米，水开后下入山药，大火烧开后转小火熬煮至小米黏稠，放入枸杞子煮5分钟后关火，待粥稍冷时淋入蜂蜜即可。

功效：山药含有淀粉酶、多酚氧化酶等物质，有利于脾胃消化吸收，与健脾暖胃的糯米搭配，养胃效果更好。

2.土豆小米粥

材料：土豆100 g，小米60 g，大米20 g，葱末、香菜末各5 g，盐2 g。

做法：土豆去皮，洗净，切为小丁；小米和大米分别淘洗干净。锅内放入土豆丁、小米、大米和清水烧开，煮至米粒熟烂，加盐、葱末和香菜末即可。

功效：土豆具有健脾养胃、消炎止痛的作用；小米能健脾和胃，对胃病能起到较好的辅助调养作用。

第八节

防止脱发食补方

拥有一头乌黑亮泽的头发是每个人的愿望，但事实却是很多老年人的头发干枯、分叉、没有光泽，而且还会脱落。中医认为，毛发是肾脏的精华，很多毛发问题可能是肾亏引起的，所以，要想头发更健康，就要从根上入手，适当多吃些补肾的食物，增加头发的营养。

饮食原则早知道

1.多吃黑色的食物

头发不好和肾亏有一定的关系，而黑色的食物有补肾润发的功效，所以，可以多吃一些黑米、黑豆、黑芝麻、黑枣、香菇、黑枸杞等黑色食物。

2.每天保证摄入足量的蛋白质

头发的主体是一种角质蛋白，因此，每天摄取足量的蛋白质可以滋养头发。可以多吃一些鱼类、瘦肉类、蛋类、牛奶以及豆制品等。

3.适量补锌

人体内若缺锌，容易大量脱发并且导致新长的毛发颜色变淡，可多吃些牡蛎、虾、瘦肉、葵花子等含有较多的锌的食物。

4.戒食过甜、煎炸、油腻、辛辣的食物

由于头发属碱性，而甜品多呈酸性，会影响体内的酸碱平衡，加速头皮屑的产生，所以，尽量不要吃甜食。另外，煎炸、油腻、辛辣的食物会刺激并增加头油及头皮屑的形成，也要避免食用。

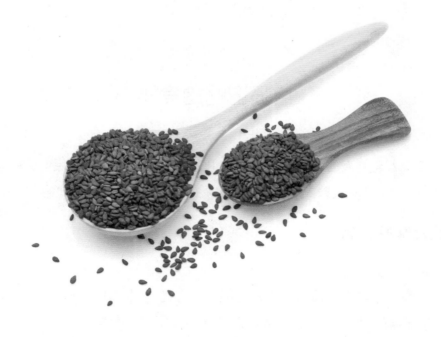

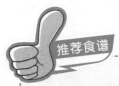

1.黑豆枸杞粥

材料：黑豆100g，枸杞子5g，红枣5~10枚。

做法：将黑豆洗净，除去杂质；枸杞子、红枣冲洗干净。锅置火上，注入适量清水，将黑豆、枸杞子和红枣放入锅中，大火烧至水开后，转小火熬至黑豆熟烂即可。

功效：黑豆中含有丰富的B族维生素及维生素E，具有很好的美容功效，枸杞子自古就是补肾的佳品，并能防治白发早生。

2.何首乌粥

材料：黑米100g，何首乌10g，黑芝麻20g，核桃仁20g，冰糖5g。

做法：何首乌洗净，入砂锅煎煮，去渣、取汁；黑米、黑芝麻和核桃仁分别洗净。锅内倒入清水烧开，再加黑米、黑芝麻、核桃仁和何首乌汁同煮，粥将熟时，加冰糖再煮5分钟即可。

功效：何首乌可补肝肾；黑芝麻可防治须发早白、脱发等；核桃仁可补肾固精。此搭配为强强联合，可润肌黑发。

第九节
增强记忆力食补方

一旦步入老年人的行列，记忆力减退、反应迟钝等各种症状也接踵而来，此时，就应注意改善大脑功能。饮食调补，有助于改善大脑功能。

饮食原则早知道

1.要吃好早餐

在早餐中，鲜牛奶最为适宜，它不仅含有优质蛋白质，而且还含有大脑发育所必需的卵磷脂。此外，鸡蛋、米粥也是很好的食物。

2.饮水要充足

饮水不足是大脑衰老加快的一个重要原因，一般情况下人每天至少要饮用1500ml水。

3.多吃鱼

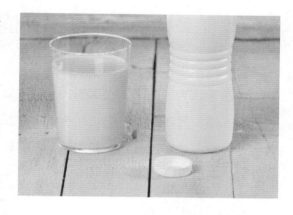

鱼类富含不饱和脂肪酸，有助于健脑，提高记忆能力。每周至少应吃一次海鱼，常吃豆类及其制品。豆类中含有的卵磷脂、维生素、无机盐和蛋白质特别适合脑力工作者，既可以健脑益智，又可以预防心脑血管疾病。

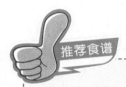
推荐食谱

1.小米黄豆粥

材料：小米100g，黄豆50g。

做法：小米淘洗干净，浸泡10小时；黄豆过筛去渣。锅置火上，加适量清水煮开，放入黄豆，用大火煮开后，下入小米，改小火慢慢熬煮至粥稠。

功效：小米与黄豆搭配，不仅可以使氨基酸互补，还能提供充足的维生素和卵磷脂，从而全面为大脑活动提供能量，并改善记忆力。

2.剁椒蒸带鱼

材料：带鱼段400g，剁椒30g，葱末、姜末各5g，料酒10g，盐3g。

做法：带鱼段洗净，加盐、料酒和姜末腌渍20分钟，摆入盘中，铺上剁椒。蒸锅加水烧开，将带鱼段放入，大火蒸8分钟左右，撒上葱末即可。

功效：带鱼中富含DHA，它是组成大脑细胞和细胞膜基本结构的主要成分。老年人常食带鱼，能减缓脑功能衰退。

第十节 / 益气补血食补方

中医学认为气属阳，血属阴，气的主要作用是温煦人体，血的主要作用是濡养人体。气血在人体中是互相滋生和互相依赖的，所谓"气为血之帅，血为气之母"，即气可以生血，可以推动血液的运行，可以防止血液流到血管外等，而血可以作为气的载体运行至全身，并给气以充分的营养。

饮食原则早知道

1.补充铁质

含铁丰富的食物主要包括动物肝脏、肾脏、瘦肉、血豆腐以及海带、紫菜等。此外，为了促进铁质的吸收，还应吃一些酸味的食物，如番茄、酸枣等。

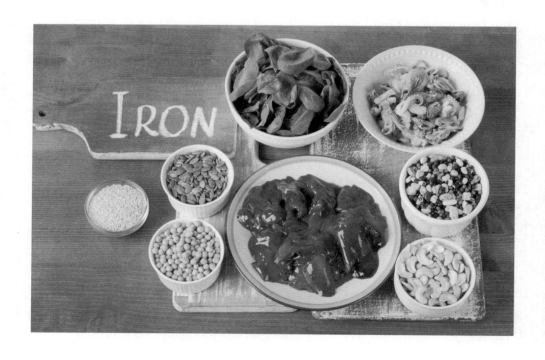

2.及时补充维生素

维生素C可促进铁质的吸收和利用。含维生素C丰富的食物有新鲜的蔬菜和水果。B族维生素是红细胞生长发育所必需的物质,动物肝脏和瘦肉中B族维生素含量较多。

3.补充蛋白质

蛋白质是构成血红蛋白的重要原料,贫血患者应常吃含蛋白质丰富的食物,如牛奶、鱼类、瘦肉、禽类、蛋类、大豆及豆制品等。

4.多种色味巧搭配

贫血的患者往往食欲不佳或消化不良,因此,要特别注意饮食的色、香、味,以促进患者的食欲。事实上,美味的菜肴对胃酸分泌也有促进作用。

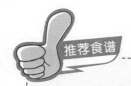

1.红枣桂圆粥

材料:桂圆20g,红枣15g,糯米100g,红糖10g。

做法:糯米洗净,用清水浸泡2小时;桂圆去壳,除去杂质,洗净;红枣洗净,去核。锅内倒入清水煮开,加入糯米、红枣和桂圆,以大火煮开,再用小火慢煮成粥,加入适量红糖即可。

功效:桂圆含有能被人体直接吸收的葡萄糖,适宜体虚者食用;红枣可以补气养血。二者搭配糯米煮粥,可以滋补气血。

2.黑米红豆粥

材料:红豆50g,黑米100g,红糖10g。

做法:将红豆和黑米洗净,用清水浸泡4小时以上。将黑米、红豆和适量清水放入锅里,大火煮开后,转小火煮至熟透,加红糖调味即可。

功效:黑米有滋阴补肾、补中益气、活血化瘀等功效;红豆可健脾益胃、通气除烦、益气补血。红糖被称为"东方的巧克力",含一定的矿物质。此搭配共同煮粥,具有活血补气的功效。

第十一节 / 降低癌症发生风险食补方

癌症是老年人健康的大敌，也是致人死亡的第一杀手，但我们不必谈癌色变，健康的生活方式可有效防癌。

饮食原则早知道

1.养成均衡且有变化的饮食习惯

均衡且有变化的饮食习惯可确保人体所需的每一种营养素都得到充分补充。

2.减少含高脂肪食物的摄取

摄入过多的脂肪，容易诱发乳腺癌和大肠癌。动物性油脂、油炸食品、点心等要尽量少吃，减少病从口入的可能性。

3.常吃新鲜的蔬菜和水果

蔬果中含有天然的抗氧化因子，是对抗自由基、减少癌细胞产生的好帮手。

4.适当吃些富含膳食纤维的食物

富含膳食纤维的食物可以促进胃肠蠕动，加速有害物质的排出。

5.避免经常进食腌制、烟熏和烧烤食物

这些食物中含有亚硝酸盐，亚硝酸盐是一种致癌物。此外，烧烤食品中还含有多环芳香族碳氢化合物等致癌物质。

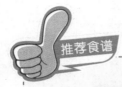

1.红薯花椰菜粥

材料：大米100g，红薯50g，花椰菜25g，葡萄干10g。

做法：大米洗净；红薯洗净，蒸熟，去皮捣碎；花椰菜焯烫，去除茎部，捣碎；葡萄干浸泡，捣碎。将大米和清水放入锅中，大火煮开，再放入红薯碎、花椰菜碎和葡萄干碎，转小火煮至软烂即可。

功效：这道菜富含萝卜硫素、维生素C、可溶性膳食纤维等，有助于防治癌症。

2.玉米面发糕

材料：面粉500g，玉米面200g，红枣片60g，葡萄干30g，干酵母8g。

做法：干酵母化开，加面粉和玉米面揉成团，饧发，揉成条，分割成剂子，分别搓圆揉扁，擀成圆面饼放于蒸屉上，撒上红枣片和葡萄干成生坯；生坯放入蒸锅中，饧发1小时后，开大火烧开，再转中火蒸25分钟即可。

功效：玉米中富含多种抑制癌症的成分，此款糕点能加快胃肠蠕动，补虚益脾。

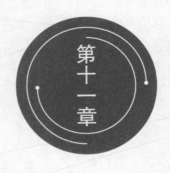

第十一章

顺时而食，时节吃对应季食

随着季节的变化，饮食的搭配也要做相应调整。比如，春季阳气上升，饮食应温和；夏季炎热，饮食应以清淡爽口为主，多吃新鲜蔬菜和水果，少吃辛辣厚味的食物，同时注意补充水分，以应对机体大量蒸发汗液；秋季秋高气爽，应适当进补，瓜果蔬菜和肉类可多样化摄取；冬季寒冷，要补充足够的能量以抵御寒冷，应多吃些牛肉、羊肉等"生热"食物。

第一节 / 春季生发——阳春护肝固元正当时

中医学认为，肝属木，木旺于春，其气上升。春为四季之首，正如《黄帝内经》中所说："春三月，此谓发陈，天地俱生，万物以荣。"草木在春季萌发、生长，肝脏在春季时功能也更活跃。古人云："老年肝血渐衰，未免生性急躁，旁人不及应，每至急躁益甚。"由于肝失调理，可出现闷闷不乐、头晕目眩、烦躁易怒等病症。因此，老年人的春季养生应以养肝、护肝为先。

老年人春季养生饮食原则

1.饮食宜少酸多甜

唐代药王孙思邈在《千金要方》中说："春七十二日，省酸增甘，以养脾气。"春季肝气比较旺盛，会导致脾胃的消化功能减弱，对身体不利。春天吃过多酸味的食物，会使肝功能偏亢。并且老年人在春天的户外活动比冬天多，会消耗大量体力，需要增加更多的能量。但此时脾胃偏弱，胃肠的消化功能较低，不宜吃太多油腻的肉食，所以，对一般老年人而言，可多吃甜食来补充能量。红枣、山药都是春季养脾佳品。

2.饮食清淡，防上火

春季时人易上火，出现小便赤黄、便秘、舌苔发黄的症状。因肝火上升，致使肺阴更虚，病菌就很容易乘虚而入。因此，春季饮食以清淡为好。

3.提倡多食含维生素C较多的食物和新鲜蔬菜

饮食中缺少维生素C是引起很多老年人"春困"的原因之一，故多食胡萝卜、花椰菜、卷心菜、甜椒、芹菜、马兰、春笋等新鲜蔬菜，对春季食养十分有益。

4.饮食应因地而异

初春，北方乍暖还寒，气温仍然比较低，仍宜温补，可以吃些大葱、姜、蒜、韭菜等性温热的食物，以祛寒温阳；南方，春季常阴雨连绵，由于湿气较大，容易困脾，所以，宜吃些健脾祛湿的食物，如鲫鱼、青鱼、黄鳝、莲子、豆浆等。

春季宜吃的食物

1.葱——老年人春季的时令"仙草"

性味归经：性温，味辛、平；归肺、胃经。

推荐用量：每天宜吃 30～50 g。

所含营养素：葱素、维生素A、维生素B_1、膳食纤维以及磷、镁、钙等无机盐。

作用：

①正月吃葱可以祛邪扶正：依据阴阳五行学说，新春是阳气散发、阴气内敛的季节，此季节吃葱有助于人体阳气的生发，除旧布新，祛邪扶正。同时，葱还能够发汗解毒，可用于伤风感冒、身热无汗、疮痈肿痛等的辅助治疗。

②无葱不成菜的"菜中和事佬"：葱一般分为大葱和小葱，茎和嫩叶供食用。虽然葱在许多菜肴中并不是主角，但却是不可缺少的调料，更有"无葱不成菜"的说法。大葱中的葱素，气味辛辣，可以开胃、杀菌、发汗、散寒，所以，葱又有"菜中和事佬"的称号。

③缓解春困的前列腺素A：冬季藏养，身体处于"收敛"的状态，到了春季阳气升发，气温回升，血液循环加快，导致大脑供血量不足，让人

产生困倦的感觉，这就是我们常说的"春困"。葱中含有的天然前列腺素A，有舒张血管、促进血液循环的作用，同时，还能预防血压升高造成的头晕，让大脑保持灵活，这就是春季吃葱可以有效缓解春困的原因所在。

2.韭菜——早春韭菜一束金

性味归经：性温，味辛；归肝、脾、肾、胃经。

推荐用量：每餐宜吃100 g。

所含营养素：胡萝卜素、钾、铁、膳食纤维、维生素A、维生素C等。

作用：

①温补肝肾的"壮阳草"：韭菜为百合科葱属植物，种子和叶可以入药，是温补肝肾、助阳固精的佳菜良药。传统中医习惯用韭菜来辅助治疗男性性功能障碍，所以，韭菜又称为"壮阳草""起阳草"，是养阳的佳品，更有"早春韭菜一束金"的美誉。

②疏调肝气、解春困的辛香气味：韭菜中含有挥发性精油及硫化物等特殊成分，它们散发出一种独特的辛香气味，有助于疏调肝气，促进血液循环，兴奋大脑，解春困。同时，对高血压、高脂血症和冠心病有不错的疗效，还有助于促进食欲，提高免疫力，抗衰老。

③排毒"洗肠草"：韭菜中含有较多的膳食纤维，可以把肠道中不能消化的异物和有毒物质包裹起来，随大便排出，以达到排毒的效果，可以有效预防经常性便秘和肠癌，所以，韭菜又被称为"洗肠草"。

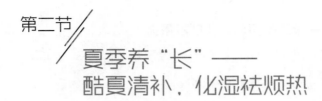

第二节

夏季养"长"——
酷夏清补，化湿祛烦热

夏季是阳气最盛的季节，暑热潮湿，人们往往食欲下降，加上出汗较多，营养损耗大，易造成津液流失、体亏人乏和上火，使人感到心神不宁、精神疲倦、口干舌燥等。因此，夏季饮食应清淡、易于消化且营养丰富，要多食用消热利湿、清心降火的食物。

老年人夏季养生饮食原则

1.盛夏宜吃"苦"

夏季天气炎热，人容易没有精神，胃口不好，这时可以适量吃些带苦味的食物。苦味食物中所含的生物碱能清热消暑，促进血液循环。盛夏吃苦味食品，不但能生津止渴，除烦解暑，清热泻火，排毒通便，提神醒脑，而且能增进食欲，健脾利胃。

2.注意补充盐和钾

夏季体内水分蒸发量较大，体内丧失的盐分较多，因此，宜适当吃咸味食品，补充人体缺失的盐分，但高血压等患者饮食应遵医嘱。此外，人体内的一部分钾离子也会随着汗液排出体外，导致人体倦乏无力，缺乏食欲。草莓、杏、栗子、桃、大葱、芹菜、南瓜、油菜、菠菜等新鲜蔬果中，含有大量的钾元素，可以适当多吃。

3.补充足量的水分很重要

夏季出汗较多，体内水分流失量大，应少量多次地补充水分，最好的补水方法是饮用凉开水。在吃饭前1小时喝1杯凉开水，这样可以促进胃肠蠕动，提高食欲。此外，饮温茶水、绿豆汤、豆浆、酸梅汤等也较为适宜。

夏季宜吃的食物

1.西瓜——暑天吃西瓜，药剂不用抓

性味归经：性寒，味甘；归心、胃、膀胱经。

推荐用量：每天宜吃150～200 g。

所含营养素：葡萄糖、苹果酸、果糖、钾、铁、番茄红素和维生素C。

作用：

①解热消暑的"白虎汤"："白虎汤"是医圣张仲景所创的千古名方，有很好的清热解暑的功效。这里把西瓜比作白虎汤，是说西瓜也有如

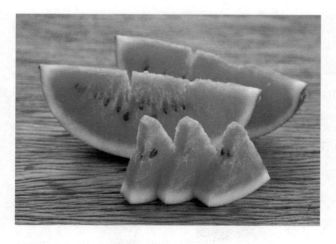

此神奇的功效。西瓜是一味良药，西瓜子、瓜瓤、瓜皮都可入药，吃西瓜能生津，退热，收汗，平脉。瓜皮又叫"西瓜翠衣"，比瓜瓤更能生津利尿，清热解暑，还有促进新陈代谢、降低胆固醇、软化血管、消炎降压的功效。

②甘甜多汁的"瓜果之王"：西瓜甘甜多汁，是所有水果中果汁含量最丰富的，有"瓜果之王"的美称。西瓜的营养价值很高，它富含蔗糖、果糖、葡萄糖、多种维生素以及钙、铁等无机盐，果汁中包括了很多人体所需的营养物质。而且，西瓜汁中的蛋白酶，可以把不溶性蛋白转化成可溶性蛋白，对高血压以及消化系统、泌尿系统疾病有很好的食疗功效。

食材小常识：西瓜性寒，所以又叫作"寒瓜"，虽然现在西瓜四季都可以买到，但俗语有"秋瓜坏肚"的说法，所以立秋后最好不要吃西瓜。

2.苦瓜——十苦九补属苦瓜

性味归经：味苦，性寒；归心、肝经。

推荐用量：每天宜吃100~200 g。

所含营养素：维生素C、钾、磷、镁和胡萝卜素。

作用：

①清热消暑的"君子菜"：苦瓜虽然味苦，但是从不会把苦味传给配菜，所以获得了"君子菜"的美誉。《本草纲目》曰："苦除邪热，解劳乏，清心明目。"这是因为苦瓜中含有的苦瓜苷有清热消暑的功效，还对中暑发热、结膜炎等有一定疗效。

②苦瓜能加速排毒，夏天敷冰镇苦瓜片可以缓解痱子。苦瓜中的蛋白质成分及大量维生素C能提高机体的免疫功能。

③美容瘦身的"特效药"：苦瓜中的苦瓜素被称为"脂肪杀手"，能够减肥瘦身，常吃苦瓜可以使女性保持苗条身材。苦瓜中的丙醇二酸，可以阻碍糖类物质转化成脂肪，也能达到瘦身的效果

④苦瓜富含纤维素，可以促进胃肠蠕动，加速体内废物排泄，排毒养颜。同时，可以降低血液中胆固醇、甘油三酯的含量，有降"三高"的功效。

食材小常识：现代人工作压力大，身体经常上火，这虽然不是大病，但却能够引发一系列的症状，如头痛头晕、口苦口臭、喉咙肿痛、口腔溃疡、尿黄、便秘等。所以，上火的时候，最健康的疗法莫过于多吃一些性凉祛火的食物。

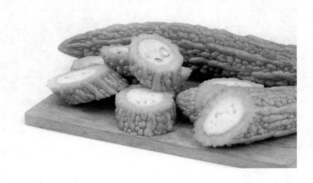

第三节

秋季收获——润肺生津，养阴润燥

秋季阳气渐收，阴气生长，气温开始降低，雨量减少，气候偏于干燥。在这个季节，人体极易受燥邪侵袭而伤肺，并产生口唇干裂、咽喉疼痛、皮肤干燥、便秘等症状。因此，秋季饮食应以润肺生津、养阴润燥为主。

老年人秋季养生饮食原则

1.秋天润燥，果蔬中有上品

秋季气候干燥，人常常会感到呼吸器官不舒服，可以多吃芝麻、核桃、蜂蜜等，以滋阴、润肺、养血；也可以多吃银耳、百合、藕等益胃生

津的食物。

2.老年人秋养，首要养肺

秋季空气干燥，如果人体抵抗力较差，就容易感染患呼吸道疾病，如扁桃体炎、气管炎等。患慢性支气管炎和哮喘的老年人，更应该警惕症状的加重。

3.注意补充维生素

缺乏维生素A、维生素C和维生素B_1是引起"秋乏"的重要原因，而缺乏维生素A和维生素B_2可导致口干舌燥、皮肤干裂；维生素C可提高免疫力，预防秋季流行性感冒，在新鲜蔬菜和水果如猕猴桃、橙子等中维生素C含量丰富；为使呼吸道黏膜经常保持湿润，还要补充维生素A。所以，要多进食富含维生素的食物，同时保证饮食多样化，使营养均衡，提高免疫能力和抗病能力。

4.防止"秋膘"过剩

要注意"贴秋膘"应有度，否则很容易造成脂肪堆积、能量过剩，"三高"患者及体虚老年人更需要注意。

秋季宜吃的食物

1.玉米——白露玉米，滋阴润肺养脾胃

性味归经：性平，味甘；归脾、胃经。

推荐用量：每天宜吃50~100g。

所含营养素：淀粉、蛋白质、玉米黄素、胡萝卜素、无机盐和维生素。

作用：

①健脾养胃的"贴秋膘"食材：立秋至秋分这段时间，暑热还没有完全消尽，降雨也相对比较频繁，此时需要注意脾胃的调理。《本草推陈》中记载，玉米"为健胃剂，煎服亦有利尿之功"，玉米可以调中健脾，利尿消肿，是秋季进补的佳品。

②富含多种营养的"黄金作物"：在谷类作物中，玉米的营养保健价值很多，其中维生素含量是大米、小麦的10倍左右，因此营养专家称玉米

为"黄金作物"。美国学者调查发现，美国印第安人之所以极少患有高血压、动脉硬化，就是常吃玉米的缘故。玉米中富含的纤维素有助于通便排毒，可以预防结肠癌。玉米中的维生素B_2，能刺激脑细胞，增强记忆力，缓解眼睛疲劳，可预防阿尔茨海默病。

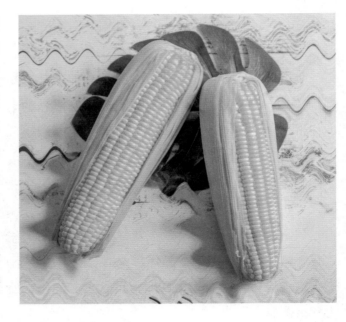

2.茄子——吃了十月茄，饿死郎中爷

性味归经：性凉，味甘；归脾、胃、大肠经。

推荐用量：每餐宜吃 200 g。

所含营养素：维生素E、芦丁、胡萝卜素、镁和钙。

作用：

①富含芦丁的紫色茄子：茄子又叫落苏、矮瓜，根据品种的不同，分青茄、白茄和紫茄三种。紫色茄子是为数不多的紫色蔬菜之一，富含芦丁，每100 g茄子中含芦丁达700 mg，是柑橘的10倍、杏子的15倍，是蔬菜中的佼佼者。芦丁是一种对身体有诸多好处的类黄酮素，这种物质能够增强人体细胞间的黏着力和毛细血管的弹性，具有凉血止血、保肝泻火的功效。

②降低胆固醇的抑角苷：茄子是公认的可以降低胆固醇的好食材，因为茄纤维中含有的抑角苷具有降低胆固醇的功效。患高血压、动脉硬化、冠心病、内痔、坏血病等疾病的人群，多吃茄子大有益处。

③茄子富含多种营养素：茄子富含蛋白质、矿物质、多种维生素等营养素，茄子中的茄碱还有抗癌作用。茄子是一种药食两用的好食材，正如

俗语中所说，"吃了十月茄，饿死郎中爷"。

食材小常识：茄子的吃法很多，荤素皆可，但是建议大家不要生吃。茄子性寒，有明显的涩味，而且生茄子还含有一些有毒的碱性物质，所以生吃茄子很容易引起腹痛、腹泻。对于肠胃功能虚弱的老年人，更不宜生吃。因此，在正常的情况下不建议生吃茄子。茄子最好是蒸熟或者是煮熟之后过油后再吃，口感会更好，而且也不容易出现中毒的情况。同时，茄子皮中含有丰富的B族维生素。所以，茄子最好连皮一起吃，营养价值最高。

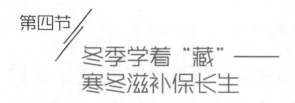

第四节

冬季学着"藏"——
寒冬滋补保长生

老年人冬季养生饮食原则

1.冬季进补，不忘补肾

在中医理论中，人体五脏中的肾对应冬季。所以，冬季养生的重点就是"养肾防寒"。中医认为，肾为先天之本，肾气充盈，则精力充沛，筋骨强健，神思敏捷，步履轻快；反之，肾气亏损则阳气虚弱，腰膝酸软，易感风寒。冬季肾脏可通过调节身体以对抗寒冬，否则，会导致新陈代谢失调进而引发疾病。所以，冬季应该注意保护肾脏。黑豆、黑米、红枣、龟甲、当归、海参、何首乌和黑芝麻等都是冬季补肾佳品。

2.适度补充能量

碳水化合物和脂肪能够提供足够多的能量，帮助机体御寒。主食要充足，在补充足量的碳水化合物的同时，也要适度摄入瘦肉、鸡蛋、鱼类、奶类、豆类及豆制品，这些食物所含的蛋白质为优质蛋白，含量高且易于被人体消化吸收。

3.餐间可加餐，吃些零食

两餐之间吃些水果、坚果、酸奶和麦片是不错的选择，这些零食所含的蛋白质和碳水化合物会使血糖适当升高，让人感觉精神振奋。

4.冬季进补，要因地制宜

北方地区天气寒冷，宜进补温热之品，如牛、羊肉等；而长江以南地区气温相对温和得多，进补应以平补为主，可适当增加鸡、鸭、鱼类食物；地处高原山区，雨量较少且气候干燥的地带，则宜多吃些甘润生津的果蔬。

冬季宜吃的食物

白萝卜——萝卜小人参，吃了活百岁

性味归经：性凉，味辛、甘；归肺、脾经。

推荐用量：每天宜吃50～150g。

所含营养素：维生素C、锌、钙、碳水化合物、淀粉酶和膳食纤维。

作用：

①平息冬季进补火气的小人参：白萝卜是冬季养生的首选蔬菜之一，有"秋后萝卜赛人参"的赞誉。《本草纲目》中提到，白萝卜能"大下气、消谷和中、去邪热气"。冬季人们往往吃肉较多，吃肉则易生痰、上火，若是在吃肉的时候搭配一点白萝卜，或者做一些以白萝卜为配料的菜，不但不会上火，而且还会起到很好的营养滋补作用。

②抑制有毒有害物质，降血压：白萝卜中的维生素C和锌元素可通过抑制有毒有害物质和调节机体免疫功能来调节血压。另外，白萝卜含芥子油、淀粉酶和膳食纤维，具有促进消化、增强食欲、加快胃肠蠕动的作用；白萝卜还含有木质素，能提高巨噬细胞的活力，巨噬细胞可吞噬癌细胞，具有防癌作用。

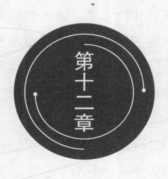

老年人饮食与养生五十问

问题一：老年人如何科学补钙？

"补钙"一直是经久不衰的热门话题，从儿童、成年人再到老年人，越来越多的人重视"养骨"，重视补钙。的确，缺钙的问题已经不再是儿童、老年人或孕妇等特殊群体的专属，缺钙也是所有成年人面临的问题。有研究显示，人体在30岁左右钙量会达到顶峰，之后随着年龄的增长，骨量也在持续减少，特别是女性群体，在绝经前后，骨量会出现断崖式下降，为了预防骨质疏松症的发生，我们需要学会科学"养骨"，识别缺钙的常见表现以及怎么样科学补钙。

人体缺钙及随之产生的钙代谢紊乱是老化和衰老的主要原因之一，所以通过补钙以延缓钙流失和防治骨质疏松症，也是抗衰老的重要措施之一。老年人由于自身代谢能力减弱，胃肠吸收能力也相对减弱，因此，现在大多建议老年人钙摄入量要多一些，以增进吸收量。中国营养学会关于钙的推荐摄入量为1000mg/d。

随着老年人的生理吸收能力和再生能力不断下降，要经常动用钙的库存，而骨骼是钙的仓库，若长期钙库存不足，易导致骨质疏松、骨质软化，出现腰腿酸痛、关节不灵活、腿抽筋、身高变矮、驼背弯腰等现象，严重的还会出现手脚麻木、动脉硬化、高血压、心肌梗死等疾病。

那么对于补钙，老年人需要注意哪些方面呢？

1.食补为主

按照中国营养学会老年人膳食宝塔，老年人每日摄入均衡的饮食，可以达到每日所需的钙量，不需要额外服用钙制剂。

2.多吃富含钙的食物

牛奶及奶制品、芝麻酱、虾皮、豆类以及豆制品、坚果、绿叶菜等食物中钙含量都是比较充足的，可适当吃这类食物。

3.自我观察

了解自己的饮食结构，观察自身有无手脚麻木、腰酸背痛等症状，定期进行体检。要明白：缺钙才要补钙，补钙过量易导致肾结石、血管钙化等。

4.注意其他营养成分的摄取

补钙的同时应注意其他营养成分的摄取，特别是要摄取足够的蛋白质、磷和维生素D。老年人一定要保证优质蛋白的摄入，如蛋、奶、瘦肉、大豆等。维生素D的主要作用是刺激骨质生成、促进钙吸收，其主要通过阳光照射获取，食物中主要存在于蛋黄和深海鱼中。

5.服用钙制剂

因饮食不足或不均衡造成钙缺乏的，可以通过服用钙制剂来补充钙，同时服用维生素D以促进钙的吸收。选择合适的钙制剂，可参考第三章第六节相关内容。

6.纠正影响钙吸收的因素

如高膳食纤维饮食、低蛋白饮食、过量补充其他矿物质、缺乏户外活动、抽烟、喝酒、喝浓茶或浓咖啡等。

问题二：怎样健脑可减少阿尔茨海默病的发生？

阿尔茨海默病是老年期的常见病，近年来越来越引起老年人的担忧。《世界阿尔茨海默病2018年报告》中提到，世界上每3秒钟就会出现一个新的阿尔茨海默病患者，预计到2050年，全球的阿尔茨海默病患者数量将达到1.5亿。《中国阿尔茨海默病报告2021》指出，在中国，阿尔茨海默病的患病率与发病率攀升。2019年，中国现存的阿尔茨海默病及其他痴呆类型疾病患病人数为13 243 950例，患病率为（56.47～207.08）/10万，患病率及死亡率略高于全球平均水平。阿尔茨海默病是老年期最常见的痴呆类型疾病，占老年人所有痴呆类型疾病的50%～70%，常见于65岁以上人群。阿尔茨海默病是一种中枢神经系统变性病，其起病隐匿，病程呈慢性进行性发展。其主要表现为渐进性记忆障碍、认知功能障碍、人格改变及语言障碍等神经精神症状，严重影响老年人的社交、工作与生活能力。

阿尔茨海默病的病因和发病机制极为复杂，可能与遗传因素、营养缺乏等因素相关。对于老年人而言，我们日常能做到的并且容易做到的就是通过饮食预防以及控制疾病的发生。老年人需注意补充脑部营养，锻炼大脑，积极刺激记忆力发展，适当运动，全方位预防阿尔茨海默病。在饮食方面，应多吃富含卵磷脂、蛋白质以及多种维生素和无机盐的食物。

那么在预防阿尔茨海默病方面，老年人需要注意哪些呢？

1.多吃富含卵磷脂的食物

常吃些含卵磷脂的食物，如蛋类、豆类、鱼肉、坚果等，可以活化脑细胞，有利于消除疲劳，增强记忆力，提高学习和工作注意力。

2.注意必需脂肪酸的摄取

适当摄入黄豆油、芝麻油、花生油等植物油或吃一些坚果，有助于增强大脑记忆力。

3.多吃富含优质蛋白的食物

适当多吃些鱼、蛋、奶、瘦肉等富含优质蛋白的食物，因为优质蛋白在大脑智能活动中起主要作用，有助于脑神经功能及大脑细胞代谢。

4.碳水化合物不可少

以大米、面粉、玉米、小米等富含碳水化合物的食物为主食，因为碳水化合物是脑活动的重要能量来源。

5.适当进行脑力活动

研究表明，经常动脑的人可延缓衰老，寿命较长；相反，性情懒惰、无所事事者大脑容易早衰，死亡率高。因此，如果条件允许，建议老年人最好能每天坚持读书、看报、写日记、下棋等适度用脑的活动，使大脑皮质保持适度兴奋，延缓大脑衰老。

问题三：饮食中的抗衰密码有哪些？

如果说人的生命是一次旅行，那么，它从出生时的第一声啼哭就开始了。从婴幼儿时期到老年期，这是一个不可逆转的过程。衰老虽然是一个自然发生的生理过程，但是众所周知，人类的营养主要是从食材中得来的，食物对机体的营养作用是通过其所含的营养素获取的。

那么在饮食方面注意哪些细节可以延缓衰老呢？

1.营养搭配均衡

老年人常因饮食过于简单或偏食、厌食等导致身体抵抗力下降。为了增强抵抗力，延缓衰老，老年人的饮食要均衡，注意粗细搭配、荤素兼顾。条件允许的话，每天的主副食品以保持在12种左右为佳。

2.控制摄盐量

老年人因味觉、嗅觉等功能的退化，饮食中常摄入较多的盐，这会给心脏和肾脏增加负担，而且极易造成血压升高。因此，老年人食盐的摄入量应控制在每天5g以内。

3.细嚼慢咽助消化

老年人进食时细嚼慢咽可减轻胃肠负担，进而促进食物的消化；同时，细嚼慢咽还能产生饱腹感，可以防止老年人因饮食过量而影响身体健康。

4.多膳食纤维、多蔬菜

据研究表明，膳食纤维的摄入量每天增加10g，就可以使冠心病的死亡率下降17%。因此，老年人应增加膳食纤维的摄入，平时多食用豆类、粗粮等食物；多吃蔬菜能有效保护心血管，老年人蔬菜的摄入量应控制在每天300~450g。

问题四：如何减少食盐摄入？

①改变烹饪方式，多选择蒸、拌、氽等方式，不放盐或者少放盐；在炒菜时，可在出锅前放盐，减少用盐量。②享受食材原本的味道，多用天然调味品增加食材香味，如添加柠檬、番茄、香叶、八角、姜等。③用少量的油来增加鲜味，如橄榄油、香油等。④避免吃咸的小菜，如咸菜、豆腐乳、榨菜等，减少甜食中钠的摄入。⑤不要在餐桌上放食盐，避免临时往食物中加盐。

问题五：老年人降低癌症发生风险，怎样摄入营养素？

癌症是目前我国人体健康的最危险的杀手，在我国人口死因中占第一位。癌症的发生与人们的膳食和生活方式关系密切。对于癌症，人们现在尚无有效的根治手段，但是健康的生活方式和合理的饮食可以降低癌症发生风险。

1.常食全谷类食物

现代很多疾病，尤其是癌症，与饮食过于精细有很大的关系。很多营养素在食物精细制作过程中流失了，这就导致我们虽然进食了大量的食物，但是却没获得太多的营养，随之各种疾病也就来了。全谷类食物营养价值高，含有构成细胞所需的蛋白质、糖类、膳食纤维、B族维生素、无机盐等，能增加能量的代谢，舒缓紧张情绪，维持神经系统的稳定。

全谷类食物虽然营养丰富，但口感较硬，牙齿和脾胃功能不好的老年人，可以将其打成粉做成粥或者和其他食物一起食用，这样既可以吸收五谷的营养，又能享受食物的美味。

2.连皮一起吃，保留营养最大值

天然蔬果和全谷物中的皮是大自然赐予的抗癌圣品。尤其是其中的植物化学物质，它具有抗氧化作用，可以清除体内有害的自由基，对预防癌症有一定的效果。如葡萄皮中的白藜芦醇就是一种抗癌物质，有抑制癌细胞的作用。所以，建议大家吃葡萄时，不要吐掉营养丰富的皮，不过前提是清洗干净。

3.膳食纤维能清除体内毒素

膳食纤维主要存在于植物性食物中。许多医学研究机构发现，膳食纤维已经成为预防癌症的有力武器。膳食纤维可分为可溶性纤维和不可溶性纤维。可溶性纤维在肠道内吸水膨胀后可形成凝胶物质，如牛奶、黄豆、玉米、木耳、苹果、香蕉、坚果等食物中就含有可溶性纤维；而不可溶性纤维则不溶于水，糙米、小麦、全麦等食物中就含有不可溶性纤维。两者对预防癌症都有一定的效果。

可溶性纤维是大肠内数亿益生菌的养料，这些益生菌肥壮了，就能帮助人体抵御病菌侵扰，调整肠道微生态平衡，预防癌症的发生；而不可溶性纤维，可以将吸附在大肠中的致癌物质排出体外，对大肠癌有一定的抑制作用。

4."彩虹食物"能有效降低癌症发病率

据研究发现，不同颜色的蔬果对人体肠胃有好处，能将受损细胞修复到正常状态，此外，"彩虹食物"中的抗氧化成分——植物化学物质可以缓解血管内部细胞病变，减少癌症发生的概率。

问题六：老年人感冒时饮食如何调理？

①感冒初期多饮水，多吃清淡、稀软的粥汤等，多喝新鲜果蔬汁，减轻肠胃负担。病毒性感冒者多喝白开水，风寒感冒者可以多喝点姜糖水。②多吃高维生素、高蛋白质的食物。③感冒后期，可以多吃一些开胃健脾、调补正气的食物，如大枣、银耳、芝麻、黑木耳等。④忌辛辣油腻、滋补酸涩的食物，如羊肉、鱼、虾、螃蟹、人参、麦门冬、龙眼、石榴等。黏糯的甜品也不要食用。⑤不能吸烟，因烟会刺激呼吸道黏膜，产生

大量痰液，使病情加重。⑥不能喝酒、浓咖啡、浓茶等刺激性饮品。

问题七：老年人怎样开胃消食？

1.可食用一些开胃的食物

比如可用山楂、话梅、陈皮等零食刺激食欲，在水果方面，草莓、甜橙有一定开胃效果；调味品方面，如醋、蒜泥、柠檬、咖喱、辣椒酱等也可刺激胃口。但要注意，这类食物不可代替主食，且食用过多对身体（比如对牙齿）没什么好处，因而量要控制得当。

2.多吃易于消化的食物

过冷、过硬、过于粗糙的食物不利于消化，会损害肠胃功能，故而食用时要加以调整。

3.不要吃过甜的食物

像葡萄、香蕉、荔枝、甜点等，因含糖较高，可能会降低食欲，故而在食用时要适当控制。

4.少吃油炸类食物

油炸会使食物损失大量营养物质，且不利于消化，故应少吃油炸类食物。此外，像韭菜、黄豆、奶油类、甜的碳酸饮料等，也要控制。

问题八：老年人吃鸡蛋的误区有哪些？

1.常吃鸡蛋会导致胆固醇偏高吗？

一般一天只吃一个鸡蛋的情况下不会使胆固醇升高，因为蛋黄中含有较丰富的卵磷脂，是一种强有力的乳化剂，能使胆固醇和脂肪颗粒变得极细，可顺利通过血管壁而被细胞充分利用，从而减少血液中的胆固醇。而且蛋黄中的卵磷脂被消化后可释放出胆碱进入血液中，进而合成乙酰胆碱，是主要的神经递质，可提高脑功能，增强记忆力。

2.生鸡蛋更有营养吗?

生吃鸡蛋不仅不卫生，容易引起细菌感染，而且也不营养。生鸡蛋里含有抗生物素蛋白，会影响食物中生物素的吸收，导致食欲下降、全身无力、肌肉疼痛等生物素缺乏症状。另外，生鸡蛋内含有抗胰蛋白酶，会破坏人体的消化功能。

3.老年人吃鸡蛋越多越好吗?

老年人消化吸收功能减弱，肝脏解毒功能降低，大量食用鸡蛋后会导致肝、肾的负担加重，引起不良后果。食入过多蛋白质，还会在肠道产生大量的氨、羟、酚等有害化学物质，对人体的毒害很大，容易出现腹部胀闷、头晕目眩、四肢乏力、昏迷等症状，导致蛋白质中毒综合征。一般推荐每天吃一个鸡蛋就够了。

问题九: 生活中有哪些抗衰益寿的小妙招?

1.拥有好的心态

人若长期心态不好，便会出现肌肤粗糙、皱纹增多、面容苍老的情况。故而在生活中，保持积极良好的心态尤为重要。

2.补充水分

水分的流失是人变老的一个重要原因，故而在平时及时补充水分就成了抗拒衰老不可或缺的方法，比如喝水、吃富含水分的蔬菜和水果。

3.每天坚持适当的运动

运动是保持青春活力的要诀，因此，无论多么繁忙，都应该抽出时间做些运动，像远足、登山、跑步、游泳等都是很好的方式。

4.适度使用护肤品

可使用一些护肤品保护肌肤，但不宜用得过多，以防其对肌肤的刺激作用。

问题十：老年人补心安神的小建议有哪些?

1.保证充足的睡眠

人的一生中有差不多1/3的时间是在睡眠中度过的，合理的睡眠可促进新陈代谢，使机体得到充分的放松和休息，也利于安神补心。

2.少吃油腻刺激的食物

这类食物在满足人口腹之欲的同时，也会对身体产生强烈的刺激，比如过度刺激胃肠道、刺激神经等，会加强人的烦躁和不安感，因此要适量食用。

3.戒烟限酒

烟、酒均为刺激之物，会使人产生兴奋的感觉，过多使用会造成身体出现一系列的疾病。因此应尽量不吸或少吸烟，不饮酒。

4.食用补心安神食物

谷类（小米、燕麦等）、牛奶、蜂蜜、芝麻、南瓜、大枣、猪心、酸枣仁等食物具有安神助眠的作用，可在日常饮食中多增加一些这类食物。

问题十一：减压怡情的饮食原则是什么?

1.要保证优质蛋白的摄入

优质蛋白多存在于动物性食物和豆类食物中，可多选用鱼、虾、瘦肉、鸡蛋、牛奶、禽类、豆类及其制品等食物，这些食物不但含有丰富的优质蛋白，还富含钙、铁、维生素A、维生素B$_2$和维生素D。

2.多吃新鲜蔬菜和水果

此类食物中含有丰富的维生素C和膳食纤维，维生素C既可促进铁在体内的吸收，更重要的一点是，它还可增加脑组织对氧的利用。另外，这类食物还可帮助消化，增加食欲。

3.少吃或不吃含糖和脂肪量高的食物

含糖和脂肪量高的食物，如糖果和油炸食品，通常会降低人们的食欲，吃多了还不易消化，对放松心情没有好处。

4.适当吃一些粗粮、杂粮

适当吃粗粮、杂粮，比如红豆、绿豆、糙米、玉米等。这类食物含有丰富的维生素B$_1$和膳食纤维，维生素B$_1$本身对增进食欲能起到很好的作用，还可以帮助大脑利用血糖产生能量，使大脑更好地工作。

5.平日里吃一些易于消化、能量适中的食物

吃一些易于消化、能量适中的食物，如粥、肉丝面条、蛋花汤、馄饨等。当感到疲倦时，可以吃一些花生、腰果、杏仁、核桃等，这些食物有助于恢复精力和体力。看书、看电脑时间过久，眼睛容易疲劳，可多吃一些胡萝卜、动物肝肾、红枣、牛奶、鸡蛋、柿子椒、杏等富含维生素A和胡萝卜素的食物，以减少眼睛视网膜上的感光物质视紫红质的消耗，同时多喝茶，对恢复和防止视力减退也有效。

问题十二：老年人排解压力的方法有哪些？

1.适度地休息

无论你有多么的繁忙，都必须注意适当地休息。过度劳累会严重损害身体，也不利于压力的释放，长期如此必会造成神经紧张。因此每天要保证不低于8个小时的睡眠时间，最好能有30分钟左右的午休。

2.外出游玩

当一个人压力太大的时候，出去走一走、玩一玩就是个很好的缓解压力的方法。可选择和家人、朋友一起外出，到环境优美、空气清新的地方好好放松一下。这样，当你回来的时候，一定会心情轻松、精神饱满，也就能更好地投入到工作和日常生活当中去了。

3.舒适的衣着

如果一个人总穿着过紧、过小的衣服，不仅不舒服，而且影响心情。不要总想着爱美，健康舒适的穿着比什么都强。夏天应穿透气性好的衣服，冬天则要注意保暖。

4.多与别人沟通

人人都有心事，其中不乏令人烦恼的心事。如果你长期将它憋在心里一个人承受，势必会对精神造成极大的压力。可考虑将这些事与亲人、朋友倾诉，这既是一种释放压力的方法，又可以听听他们的看法，也许能得到很好的建议呢。

5.选择自己喜欢的运动

运动会让人的大脑产生多巴胺，让人心情愉悦，同时，运动出汗也有利于排出代谢废物。

问题十三：通过饮食消除疲劳的小建议有哪些？

1.饮食要多样化

要做到饮食多样化，包括对碳水化合物、蛋白质、脂肪这三大能量物质的摄入。每天都要吃主食和一定量的肉和蛋类，还要适当吃奶制品，经常吃鱼、蔬菜、水果等。

2.适量补充糖分

除糖尿病等患者以外，一般情况下，在人体疲劳的时候尤其注意补充糖分。糖分是能量的主要来源，人体所有器官的运行，尤其是大脑，都需要消耗糖分。每天一半的体能补充都要依靠糖分。

3.摄入维生素C

维生素C具有抗疲劳的功效，此外，它还有助于增强免疫功能。猕猴桃、柑橘类水果（橙、柠檬、柚子等）、红色水果（草莓、覆盆子等）、色彩鲜艳的蔬菜（白菜、番茄、青椒等）都含有大量的维生素C。

4.适当补铁

缺铁会导致贫血，机体容易疲乏，使学习、工作能力下降。这点在女性身上表现得尤为明显，一方面是因为女性自身的生理原因；另外一方面则是因为很多女性过度追求身材纤细，少吃或根本不吃肉，从而导致体内缺铁。铁的最好来源是动物肝脏、血液、蛋黄、猪肉、牛肉、羊肉等。

5.食用奶制品和豆制品

每餐最好至少要食用一种奶制品。牛奶可以提供丰富的钙，而钙则是强健骨骼的重要元素。失眠的时候，喝一杯温热的牛奶，其中所含的营养物质可以协助大脑调节睡眠。豆浆也是不错的"饮料"，含有丰富的铁、磷等矿物质以及一些植物化学物质，对于调节身体功能非常重要。尤其对于女性，经常食用豆制品非常有益，还可补充植物雌激素。

6.科学饮水

水对于维持体内平衡非常重要。它可以运输各种营养成分，促进体内物质交换，排泄体内的代谢废物。如果缺水，会造成体能削弱、体力恢复能力下降、疲劳感增加。为此，每天至少需要饮用1 500 ml水，而且要少量多次饮用，不要等到口渴时才喝。

问题十四：老年人生活中消除疲劳有哪些方法？

1.放声大笑

大笑能够消除锻炼后的疲劳。首先，大笑能增加肺的呼吸功能，清洁呼吸道；其次，大笑可以抒发感情，缓解紧张的神经；第三，笑能使肌肉放松，有助于散发多余的精力。因此，每当你感到疲劳、困倦的时候，不妨放开喉咙，开怀大笑。当然，不要影响到别人的工作和休息。

2.适度休息

很多老年人退休后另谋职业或操持家务，体力和脑力劳动的强度比过去（退休前）更加繁重，甚至是超过了身体承受的极限而危及健康。这是不可取的。必须调整负荷，选择适合的工作，此为其一。同时对于老年人而言，即便不从事繁重的工作，一天中适度休息也是保证每日正常生活的基本要求，对于缓解老年人工作、生活、运动带来的疲劳以及缓解精神上的压力是非常重要的。合理的休息可多频次穿插于一整天之中。

3.合理睡眠

合理的睡眠既可避免神经细胞因过度消耗而造成功能衰竭，又可使疲劳的神经细胞恢复正常的功能。在睡眠过程中，人的合成代谢大于分解代谢，有助于体力、精神的恢复，这对于人的身体健康，特别是人脑的健康是非常重要的。究竟怎样的睡眠效果是合理的呢？一般来说，经过睡眠之后，感到疲劳消除、周身舒适、头脑清晰、精力充沛，可认为是合理而有效的睡眠。为此，老年人应合理安排自己的作息时间，讲究睡眠质量。

4.加强锻炼

强健的身体是对抗疾病最有力的武器。每天应抽出时间做一些适当的运动，比如跑步、快走、打乒乓球、踢毽子、去健身房锻炼、游泳等。这样对第二天的精力补充有很大的好处。但也要注意，运动量不要过大，要以自己身体的承受能力为准。

问题十五：老年人减肥瘦身的饮食原则有哪些？

1.少吃含能量过高的食物

减肥瘦身应少吃含能量过高的食物，特别是高脂肪类食物，因为脂肪产生的能量最高。含脂肪多的食物有肥肉、油炸食物、奶油、巧克力、冰激凌等。

2.保证蛋白质的充分摄入

由于日常食用的优质蛋白多来自动物性食品，其脂肪含量也很高，减肥则应选择脂肪含量低的肉类，如兔肉、鱼肉、家禽肉和适量的猪瘦肉、牛肉、羊肉，并多吃豆制品。

3.不要喝太多的碳酸饮料

这类饮料里普遍含有过高的糖分，长期饮用必会导致身体变胖。

4.保持清淡的饮食

保持清淡的饮食，并保证每天食用足量的蔬菜、水果。因为蔬菜和水果所含能量相对较低，且含有丰富的膳食纤维，是减肥者较为理想的食物。

5.一日三餐定时定量

俗话说：早餐要饱，午餐要好，晚餐要少。减肥就必须要控制自己的食欲，每餐定量。能量摄入的多少需根据个人的身体状况而定，一旦确定后即应严格执行。

6.少吃零食

零食多为高能量食物，且容易多吃，长期如此很容易导致发胖，所以应尽量少吃，若要吃，也尽量不要在晚饭后吃。

7.控制进食速度

进食速度过快往往也是发胖的一个原因，且对肠胃也不好。因此，进食要做到细嚼慢咽，这样也有利于食物的消化吸收。

问题十六：生活中减肥瘦身有哪些方法？

1.养成每日定时排便的习惯

每日定时排便，能够让体内的毒素顺利排出。有时候毒素的累积，也正是体重迟迟不降的原因。

2.保证充足的睡眠

睡眠不足会阻碍人体代谢碳水化合物，致使血糖浓度升高，体内胰岛素浓度升高，导致人体储存更多的脂肪。而充足的睡眠不仅可以让精神得到放松，还可以让肠胃得到充分的休息。

3.适当运动

运动能消耗多余的脂肪，是减肥瘦身最重要的手段之一。每天早晚是运动的好时机，诸如跑步、打球、做瑜伽、打太极、练八段锦以及使用各种健身器材等都是减肥的好方法。

问题十七：如何饮食能让老年人拥有好气色？

1.饮食应富于营养、易于消化

饮食应富于营养、易于消化，同时注意对蛋白质和铁质的补充，可食用以下食物：红枣、莲子、桂圆肉、猪肝、瘦肉、黄鳝、海参、鲍鱼、乌鸡、鸡蛋、菠菜、胡萝卜、黑木耳、黑芝麻、虾仁、红糖、饴糖等。宜用蒸、煮、炖、煲、熬、烩等烹饪方法。

2.不要常吃过于辛辣刺激的食物

辛辣刺激的食物除了能暂时地满足口腹之欲，不会给身体带来较多好处，比如酒、姜、芥末、花椒、辣椒等辛热的食物以及各种含咖啡碱的饮料，应尽量少食，也不要吃过量生冷的食物。

3.多喝汤水

冬天喝汤有食补的功效，尤其是女性，喝一些有美容瘦身作用的少油汤水，能起到补血养颜的作用。

4.少吃油炸食物

油炸食物所含能量很高，而营养价值却相对很低，不利于补血养颜，应尽量少吃。

问题十八：生活中延缓容颜衰老的方法有哪些?

1.经常参加体育锻炼

广大女性，特别是老年女性，要积极参加一些力所能及的体育锻炼和户外活动，坚持每天至少运动30分钟，如做健美操、跑步、散步、打球、游泳、跳舞、做瑜伽、练八段锦、打太极等。此举可使身体吸收新鲜空气，增强体力，有助于延缓容颜衰老。

2.充足的休息

休息不足是导致衰老的一个原因，每天至少应保持8小时的睡眠，并保持睡眠环境干净、不吵闹。

3.保持好的心态

长期糟糕的心情会使老年人皮肤粗糙、产生黑斑。因此，要经常保持乐观的情绪，心情愉快，这样不仅可以增进机体的免疫力，而且有利于身心健康，同时还能使体内的骨髓造血功能旺盛起来，使得皮肤红润、面有光泽，显得年轻。

问题十九：食物相克论存在吗？

我们经常会看到诸如菠菜—豆腐、虾—水果、柿子—酸奶、啤酒—海鲜之类的"食物相克论"，其实这些都是没有科学依据的。

《中国居民膳食指南（2022）》中指出，到目前为止并没有看到在现实生活中真正因为所谓"食物相克"导致的食物中毒的案例和相关报道。"食物相克导致人死亡"的说法往往只是偶然巧合，或是发生食物中毒，或是食物过敏导致严重的过敏反应，并非"食物相克"。

虽然"食物相克"并不存在，但对于含有草酸、植酸、鞣酸的食物，我们在平时烹饪时还是要注意烹饪方式，这样可以大大降低餐后不适的概率，同时减少对矿物质吸收的干扰。如果是蔬菜类，比如菠菜和豆腐一起食用时，可以选择将菠菜焯水后再与豆腐一起食用，且不要长期大量摄入柿子等含有较高鞣质的食物，要做到饮食多样化，均衡搭配。

问题二十：想要减少白发有什么饮食可以帮忙？

1.补充维生素

在营养物质里，B族维生素、维生素C可以称得上是秀发的"天使"。B族维生素具有促进头发生长、使头发呈现自然光泽的功效；维生素C可以活化微血管壁，使发根能够顺利吸收血液中的营养。平时多食用富含B族维生素的酵母乳、麦芽等以及含维生素C的新鲜蔬菜和水果，对于美发有益。

2.少食过甜食品

因为头发属碱性，而甜品多呈酸性，摄入过多的甜品会影响体内的酸碱平衡，加速头皮屑的产生。平日应多摄取一些新鲜水果来平衡血液的酸碱度，血液的状况良好，健康的发质也就指日可待了。

3.可食用一些含锌量较多的食物

食用含锌量较多的食物，如糙米、牡蛎、羊肉、牛肉、猪肉、红米、鸡肉、海产品、花生、蛋类。人体内若缺锌，头发容易大量脱落，并且导致新长的头发颜色变淡，这是出现白发的主要原因之一。

4.避免刺激性食物

避免刺激性食物，如煎炸、油腻、辛辣、含酒精及咖啡碱的食物，因为它们会促使头油及头皮屑的形成，应尽量避免食用。

问题二十一：服用保健品有哪些误区呢？

随着年龄的增长，人体各项功能会出现不同程度的衰退，如咀嚼、消化、吸收、蛋白质合成等功能的下降，老年人易出现营养不良相关性疾病。适当吃一些膳食补充剂是可以的，但是很多老年人在服用保健品时存在很多的误区。

1.将保健品当药吃

有些老年人认为保健品可治病，而且没有副作用，甚至有的人会觉得比正常吃的降糖药、降压药等要好。这其实是一种错误的认识。拒绝就医吃药，只吃保健品，是非常危险的。保健品只能预防和调节机体的亚健康状态，不能替代药物的治疗作用，把保健品当药吃会延误治疗时机，加重病情。

2.将保健品当饭吃

忽视膳食营养的摄入，认为通过服用各种保健品就能补充身体所需，也是不对的。从营养学角度来说，只有食物多样化，才是人体获得均衡营养的最佳途径，也是人体最好的保健品。

3.保健品多多益善

很多老年人觉得自己膳食营养摄入减少，应该多多补充保健食品。但其实过量的摄入不但不能被人体所吸收，还会造成身体的负担，甚至会造成其他的疾病。

对于老年人而言，应尽量通过合理的膳食满足机体能量和营养素的需要。应定期体检，当饮食不能满足需求时，应寻求专业的营养科医生，给予专业的指导。若要吃保健品，应学会辨别真伪，因为目前保健品鱼龙混杂，选对产品，吃对剂量，才能起到预防和调节机体的亚健康状态的作用。

问题二十二：老年人便秘应该怎么吃、吃什么？

1.多饮水

水可以促进新陈代谢，缩短粪便在肠道停留的时间，减少毒素的吸收，并能溶解一部分毒素。最好在每天清晨空腹喝一杯温开水或淡蜂蜜水，可促进胃肠蠕动。

2.常吃谷类、杂豆、薯类、新鲜的蔬菜、水果以及菌藻类

谷类和薯类含有许多细粮中所没有的维生素、膳食纤维等营养物质，吃谷类还可"刮肠"，有助于清除肠内的废物。膳食宝塔推荐老年人每天摄入谷类200～250g，薯类50～75g，蔬菜300～450g，水果200～300g。

3.多吃新鲜食品

应多吃新鲜食品，少吃加工食品、速食品和清凉饮料，因为其中含有较多防腐剂、色素，对肠胃没什么好处。

4.多喝酸奶

酸奶是富含益生菌的发酵食物，常食可维持肠道菌群平衡。

5.少吃辛辣刺激性、高能量以及过咸的食物

吃辛辣刺激、高能量、煎炸、油炸食物及饮酒，会引起便秘和加重便

秘，建议避免食用。过多的盐会引起体内水分堆积。如果口味一向偏重，可以试试用芹菜、菠菜等含有天然咸味的蔬菜替代盐。

6.吃东西不要太快

吃东西时不要太快，要多咀嚼，这样能分泌较多唾液，利于食物的消化吸收。

7.适当增加含油脂的食物

适当增加花生油、芝麻油或者含油脂高的芝麻、核桃等的摄入，可润肠通便。

问题二十三：清热解毒从饮食上要注意什么？

1.多吃清淡利口的食物

天气热时，人的消化功能也会减弱，因此，不宜吃过于辛辣和油腻的食物。应多吃清淡、易于消化的食物，比如蔬菜、水果等。

2.多喝水

水是体内排毒不可或缺的物质，对于清热解毒有至关重要的作用。每天应及时补水，补水量为1 500～1700 ml。绿豆汤是很好的解暑食物，夏季可适当饮用，并可多吃富含水分的瓜果、蔬菜。

3.多补充钾元素

由于天热导致大量出汗，会造成体内钾离子的流失。对此，可食用一些含钾离子的食物来补充流失的钾，比如草莓、李子、荔枝、土豆、海带、紫菜、芒果、绿叶菜等。

4.少吃过凉的食物

少吃过凉的食物，尤其是冷饮，虽然天气炎热时吃些冷饮会感觉舒服，但却无法起到排出体内毒素的作用，反而还会刺激肠胃，引起不适。

问题二十四：活血化瘀的饮食有哪些？

①可多食山楂、红糖、红心萝卜、黑木耳等食物，或经常煲一些山药粥、花生粥、薏米粥等具有活血化瘀功效的粥品。②可适量饮酒，酒具有较好的活血功能，尤其是热黄酒。可在每日餐前饮用一小杯，但切忌过量。若患有疾病，不宜饮酒。③不宜吃寒凉冷冻的食物，此类食物对活血没什么好处，会加强血管的收缩，且对胃肠有较强的刺激性。

问题二十五：有哪些饮食可以帮助老年人健脑益智？

1.保证脂肪的摄入

脂肪是健脑的首要物质，在发挥脑的复杂、精巧功能方面具有重要作用。脂肪给脑部提供优良丰富的卵磷脂和$\omega-3$不饱和脂肪酸，可促进脑细胞发育和神经纤维髓鞘的形成，并保证它们的良好功能。最佳食物有坚果、深海鱼、植物油、鸡蛋、大豆等。

2.补充足够的蛋白质

蛋白质是控制脑细胞的兴奋与抑制过程的主要物质，在记忆、语言、思考、运动、神经传导等方面都有重要作用。瘦肉、鱼虾、禽类、奶类、蛋类、贝类、豆制品等都是优质蛋白的来源，粗粮中的蛋白质也比细粮要高很多。

3.适量摄入碳水化合物

碳水化合物是脑活动的主要能量来源，它在体内分解为葡萄糖后，即可为脑的重要能量来源。最佳食物有杂粮、糙米、糕点等。但注意，不要摄入过多的碳水化合物，否则反而会使大脑进入疲劳状态。

4.食用富含钙的食物

钙是保证脑持续工作的物质，可保持血液呈弱碱性的正常状态，防止人陷入酸性易疲劳体质。充足的钙可促进骨和牙齿的发育，并抑制神经的异常兴奋。钙严重不足可导致性情暴躁、多动、抗病力下降、注意力不集中、智力发育迟缓甚至弱智。相关的食物有海带、牛奶、紫菜、豆制品、虾皮、水果、深色蔬菜等。

5.B族维生素不容忽视

B族维生素包括维生素B_1、维生素B_2、维生素B_6、维生素B_{12}、烟酸、泛酸、叶酸等。B族维生素是推动体内碳水化合物、脂肪、蛋白质代谢释放能量所不可缺少的物质。由于大脑只能利用葡萄糖作为主要的能量来源，B族维生素缺乏必然影响到大脑功能的正常发挥。人体只能储存少量B族维生素，需要不断地从食物中获取。B族维生素种类繁多，其来源也各不相同，如维生素B_1主要存在于谷物类外胚层，维生素B_2主要存在于瘦肉、内脏、奶类中，而维生素B_{12}只存在于肉类等动物性食物中。因此老年人需均衡饮食，保证B族维生素的摄入。

问题二十六：生活中有什么方法能加强记忆力？

1.要吃好早餐

人长期不吃早饭，易患胆结石，且人体不能摄取足够的能量，对大脑有一些影响。在早餐中，鲜牛奶最为适宜，它不仅含有优质蛋白，而且还含有大脑发育所必需的卵磷脂，鸡蛋、米粥也是很好的食物。

2.充足的睡眠

良好的睡眠可使消耗的能量得到补充，有增进记忆力的作用。每天应保证8小时的睡眠时间，并注意午休。

3.饮水要充足

水是人体最主要的组成部分，研究发现，饮水不足是大脑衰老加快的一个重要原因。人每天至少要饮用1500ml水，以保证身体的需要。

4.参加体育锻炼

适当的体育锻炼可以活跃脑细胞，增强记忆力，但是不要过度锻炼，可以适当地做一些有氧运动，如慢跑、快步走等。

5.不要带病用脑

在身体欠佳或患各种急性病的时候，就应该休息。这时如仍坚持学习用脑，不仅效率低下，还容易造成大脑的损伤。

问题二十七：您了解高脂血症吗？

血液中的脂肪类物质，统称为血脂。血浆中的脂类包括胆固醇、甘油三酯、磷脂和非游离脂肪酸等，它们在血液中与不同的蛋白质结合在一起，以"脂蛋白"的形式存在。大部分胆固醇是人体自身合成的，少部分是从饮食中获得的。甘油三酯恰恰相反，大部分是从饮食中获得的，少部分是人体自身合成的。

高脂血症指脂代谢或者运转异常使人体血脂含量超过正常范围。除了我们熟知的胆固醇和（或）甘油三酯升高外，高密度脂蛋白降低也是高脂血症的范畴。因此，当我们拿到一张体检单时，还应关注高密度脂蛋白这一指标。及时了解血脂情况，预防高脂血症引起的其他疾病。

问题二十八：高脂血症患者应该怎么吃？

1.合理饮食

人体脂类包括脂肪和类脂两种。高脂血症与饮食的关系最为密切。人体脂肪的积聚和部分类脂的来源，主要来自饮食，只有一部分类脂是在体内合成的，称为内生性类脂。因此控制饮食对高脂血症的防治是十分重要的。

饮食提倡清淡，宜限制高脂肪、高胆固醇类饮食，如动物脑髓、蛋黄、鸡肝、黄油等。但不宜过度控制，否则饮食结构不完善，反而可能引起内生性胆固醇增高。

限制糖类食品，尤其是精制糖、甜食和零食。多吃蔬菜和水果，宜低盐饮食，食用油选择豆油、花生油、菜油、橄榄油等植物油，每日烹饪用油控制在25g。选择更佳的烹饪方式，如蒸、煮、拌、炖、汆等，减少油脂、盐的摄入量。

2.饥饱适度

每餐控制进食量，以八分饱为宜，以下一餐就餐前半小时有饥饿感为度，不宜采用饥饿疗法，因过度的饥饿反而使体内脂肪加速分解，使血中脂肪酸增加。

3.戒烟忌酒

香烟中的尼古丁，能使周围血管收缩和心肌应激性增加，使血压升高，心绞痛发作。饮酒能使心功能减弱，对胃肠道、肝脏、神经系统、内分泌系统均有损害，应绝对戒烟忌酒。

4.适量饮茶

茶叶中含有的儿茶酸有增强血管柔韧性、弹性和渗透性的作用，可预防血管硬化。茶碱和咖啡碱能兴奋精神，促进血液循环，减轻疲劳，还具有利尿作用。适量饮茶有利于减肥。但喝过多浓茶，会刺激心脏，使心跳加快，老年人需注意不喝浓茶。

5.适当运动

控制肥胖是预防血脂过高的重要措施之一。除饮食控制外，提倡坚持体育锻炼，如慢跑、练五禽戏、打太极拳、打乒乓球、跳广场舞等，平时经常参加体力劳动，控制体重的增长。

6.限制咖啡

咖啡中的咖啡碱会增加体内的胆固醇。因此，应注意尽量少喝咖啡，并禁服含有咖啡碱的药物。

问题二十九：蜂胶是药吗？

蜂胶的确是一味中药。早在2002年，蜂胶就经原国家卫生部（现称国家卫生健康委员会）确定为可用于保健品的物品。2005年被列入《中华人民共和国药典》第一部。《中华人民共和国药典》确认蜂胶的功效有：抗菌消炎、调节免疫、抗氧化、加速组织愈合；用于高脂血症和糖尿病的辅助治疗。

经过微生物学家实验研究和临床医学家证实，蜂胶不仅有抗菌、抗病毒、抗原虫等作用，而且与某些抗生素，如青霉素、四环素、氯霉素、新霉素等合用，可以提高这些抗生素的活性，延长它们的作用。蜂胶与普鲁卡因协同应用，可使麻醉效果提高十多倍。

经原国家卫生部和国家食品药品监督管理局认证批准的蜂胶类保健食品，从1997年至今，已有近百个，经过动物和人体临床试验，已确认的功效有调节免疫、调节血糖、调节血脂、辅助抑制肿瘤、改善睡眠、延缓衰老、抗疲劳、提高人体缺氧耐受力、对化学性肝损伤有保护作用、清咽润喉等十多种；被批准的还有用于高脂血症、肿瘤化疗后口腔溃疡、消炎止痛、复发性口腔炎的蜂胶类药品。

问题三十：蜂胶有哪些功效？

由原国家卫生部和国家中医药管理局主编的《中华本草》中，蜂胶已被收载于第九卷。这说明蜂胶是一味中药，是经专家的认定，经过主管部门的审批的。《中华本草》对蜂胶功效的评价如下：

1.抗病原微生物的作用

蜂胶对由细菌、病毒、真菌所引起的各种感染性疾病，如结核、胃炎、脚气病、皮肤病等都有效。

2.镇静、麻醉及其他神经系统作用

蜂胶的这三种功能使它具备了缓解失眠、止痛及辅助治疗各种神经系统疾病的功效。

3.对心脑血管系统有保护作用

蜂胶能增强心肌收缩力、扩张血管、降低血中甘油三酯的含量等，对预防和缓解高血压、心脏病、动脉粥样硬化有一定的作用。

4.保肝作用

蜂胶可以降低谷丙转氨酶、解肝毒、保护肝细胞，因此蜂胶对乙型肝炎、肝硬化、丙型肝炎有一定的辅助治疗作用。

5.抗肿瘤作用

蜂胶中含有的杀灭癌细胞的天然物质（PRCA因子），对肿瘤可以起到一定的辅助治疗作用。

6.促进组织修复

蜂胶可以促进溃疡愈合，缩短1/3～2/3的病程，特别是对糖尿病伤口不愈、口腔溃疡、胃溃疡、十二指肠溃疡、压疮、烧伤有一定的效果。

7.清除自由基及其他作用

自由基是健康的大敌，有80多种重症疾病都与它有关。蜂胶是一种很强的自由基清除剂，是一些重症患者的首选抗氧化剂。

因此，正是蜂胶综合的功效为它奠定了广泛的治疗基础。

问题三十一：老年人如何食用蜂胶？

老年人免疫力低下、心脑血管脆弱等，尤其会出现血脂、血压、血糖

偏高，所以选择针对老年人的优质蜂胶产品，效果才会好。

老年人食用蜂胶主要是为了提高免疫力，辅助治疗一些疾病。蜂胶的用法应根据自身的情况而定，对于轻微的疾病，每天服用2次蜂胶就可以，每次2粒，早晚各一次。早上适合在空腹时吃，效果会更佳。如果疾病过于严重，可以在中午适当地再增加一次，即每日3次，每次2粒。

蜂胶保健品，可作为饮食中黄酮不足的有益补充，参与人体代谢过程。有些人秋冬季节以蜂胶进补，因担心上火，在春夏季时停止食用。实际上，春夏季气温高，活动量大，代谢旺盛，更应及时补充黄酮。所以，食用蜂胶最好不间断。另外，蜂胶性平、无毒，可以放心食用。

问题三十二：蜂胶能和药物同服吗？

经常有人疑惑：蜂胶能与中药、西药一起服用吗？

蜂胶是否能与药物一起服用，首先应咨询医生。蜂胶与中药一起服用，一般需要间隔半个小时以上为佳。但是，一般的西药，作用效果比中药强且快。由于蜂胶有加强药效的作用，如果蜂胶和西药一起服用，蜂胶就有可能加强西药的药效。因此，对于毒性和副作用较大的西药，最好还是与蜂胶分开服用为好，一般间隔1个小时以上为好。

蜂胶对一些药物有增效作用，无论是中药还是西药，凡具有一定毒性和不良反应，就不能与蜂胶同时服用。

问题三十三：蜂胶可以和茶水同服吗？

从古至今，饮茶一直为众多人所喜爱，茶叶中的咖啡碱、维生素等，可以利尿、提神、消除疲劳。在我们消除口渴的同时，又能享受茶的美味、芳香。茶叶已成为许多人每天必不可少的饮品。

但是吃药时，一般不能用茶水送服，这已是我们生活中的常识。这是因为，有些药中的有效成分容易与茶中的鞣质等物质起反应，还有些药物已含有咖啡碱，若用茶水送服，会使咖啡碱的作用过强。

茶叶含有的黄色素，其成分和蜂胶中的黄酮类物质相近。将蜂胶与茶一起饮用，具有利尿、强化血管壁的弹性、抗疲劳的作用，并且具有良好的杀菌效果。需要注意的是，蜂胶与茶一起喝时，要热饮；如果冷饮的话，会影响胃液的分泌，使胃肠消化不良，血管壁收缩。

因此，在服药时，应尽量避免喝茶。但是，实践证明，蜂胶可以和茶水同服，只是将蜂胶液滴入茶水中，会有白浊的情形产生，所以就无法讲究茶水的色、香、味了。但不要饮用过量，过量会使中枢神经产生兴奋或抑制作用，保健效果也会减弱。

问题三十四：老年人常见的饮食和生活小误区有哪些？

1.吃主食的两个极端

有的老年人一天三顿饭都是精白米面，只顾口味和喜好，而有的老年人热衷于各种养生，顿顿都是粗粮、杂粮。这两种极端做法都对身体没有好处，细粮易消化，但其营养价值较低；粗粮虽营养价值高，但易导致胃肠不适，严重时甚至发生肠梗阻。最好是粗细搭配，各占一半，而且老年人消化功能弱，即使是粗粮，也应该尽量细做。

2.完全拒绝吃肉和海鲜

老年人的身体易处于负氮平衡，特别需要优质蛋白来弥补因为分解代谢丢失的蛋白质，维护机体的正常功能。瘦肉和海鲜都是优质蛋白的极佳来源，对于绝大多数身体基本健康的老年人，每天75～100 g的瘦肉，每周一次不超过200 g的海鲜，身体是可以接受的，只要控制好量，不需过于担心血脂异常和尿酸升高。

3.重口味的烹饪习惯

其实这跟我们中国人的烹饪习惯有关，我们习惯吃爆炒、红烧、糖醋等口味偏重的食物。再加上年纪大了味觉会逐渐退化，不知不觉口味会加重。可以尝试一些减盐的烹饪方法，比如加醋烹饪、出锅放盐、焯拌蘸酱吃等。

4.排斥喝奶和吃鸡蛋

因为乳糖不耐受导致的腹泻，让很多老年人对奶制品望而生畏，但是奶和奶制品是最好的补钙食品之一，而老年人正是钙质缺乏的常见人群。这时建议改喝酸奶，或者营养舒化奶。如果有时间、有耐心，也可以用牛奶和面来做馒头。鸡蛋是全营养食品，据国外研究证实，每天一个鸡蛋会降低罹患阿尔茨海默病的风险。健康老年人每天1个全蛋是完全没有问题的，如果是胆固醇比较高的老年人，每周控制在3～4个即可。

5.光盘行动

辛苦做出来的饭菜，当然舍不得浪费，努力吃掉吧，这是很多老年人多年的习惯，他们才是光盘行动真正的践行者。然而，这样做会在不知不觉间，不仅把自己吃得腰圆肚大，还会被各种因肥胖引起的慢性疾病缠身。所以，做饭时一定要考虑分量，即使有多余的，宁可倒掉，因为长期这样吃下去导致的身体疾病会带来更大的医疗开支。

6.三餐不规律

三餐不规律，甚至一天只吃两顿，这应该是很多老年人的生活习惯。很多老年人三餐时间不再按照以前的规律，甚至省略掉一餐。这样非常不利于身体健康，容易一次进食过多，增加消化负担，也不容易被身体吸收。同时餐次的减少会导致能量和营养素摄入的减少。建议改为正常吃三顿饭，不要吃得过饱，留点肚子在上午10点和下午3点左右补充点水果或者坚果。

7.饮食内容单一，多样化难以保证

很多老年人吃饭都是和伴侣两个人，或者只有自己一人吃，做两个菜常常吃不完，有时候一个菜都嫌多，所以他们的饮食多样性很难做到，每

天的食材种类加起来都不超过8种。基于这种情况，建议在总量不变的情况下，一个菜尽可能地多加一些食材，比如把洋葱、胡萝卜还有黑木耳当成烹饪百搭食材，做大多数菜时都可以加一些，就可以获得更多的营养素。

8.喜好点心、零食

对甜食的嗜好是人的天性，特别是对于牙口不好的老年人，松软的蛋糕和点心当然是无法拒绝的，而且很多年轻人也喜欢买这些东西孝敬老年人。然而，这类食物都是反式脂肪酸和糖的藏身之所，经常吃这些食物会显著增加罹患心脑血管疾病和阿尔茨海默病的概率。因此，建议少吃这类食物，可以自制一些南瓜饼、玉米发糕、豆沙包、小米发糕等替代。

9.对保健品的极端态度

很多老年人受到商家和所谓"专家"的忽悠，对保健品趋之若鹜，花了很多冤枉钱，还吃坏了身体。还有一些老年人对所有保健品都极端排斥，认为都是骗人的东西。其实作为老年人，如果平时进食较少，确实无法满足自身营养需求者，建议咨询营养科医生，服用正规厂家生产的全营养素以及多维元素片等，对正常饮食的营养素摄入不足进行补充。

问题三十五：不吃肉就可以控制血脂吗？

进食肉制品并不是高脂血症的主要原因，反之，高脂血症的老年人并不能仅仅通过减少吃肉就可以控制血脂。

中国人的烹饪习惯多以炒菜为主，不管是炒菜还是炒肉，每日避免不了大量的油脂摄入。事实上，油脂摄入量长期超标，才是导致高脂血症、糖尿病、高血压、心血管疾病等慢性病发病的原因之一。同时，过多的碳水化合物和蛋白质的摄入，也会转变成甘油三酯，导致血脂的升高。

高脂血症的老年人，首先要改变饮食结构，食物中应有粗有细，有肉有菜，减少油脂摄入。少油是健康饮食结构中非常重要的一环，所以烹饪多选择蒸、煮、拌、炖等方式，少用炒、煎、炸等烹饪方式。其次是吃肉应有度。应少吃红肉，多吃白肉，建议高脂血症的老年人少吃肥肉及猪、牛、羊肉等红肉，多选择去皮的禽肉以及鱼、虾等白肉。建议每日摄入肉类75~100g。最后，在吃肉时，可与蔬菜、豆类同食。

问题三十六：糖尿病患者如何食用水果？

糖尿病患者也好，正常人群也好，人体的必需营养素是碳水化合物、蛋白质、脂肪、膳食纤维、维生素、矿物质和水。水果是维生素C、膳食纤维、植物化学物质等重要的来源，因此血糖偏高或者确诊为糖尿病的老年人对待水果不要一味排斥。

糖尿病患者食用水果需掌握几点原则：首先，糖尿病患者应在血糖稳定的前提下才可食用水果；其次，食用时间最好在两餐之间；最后，选择水果的依据是血糖生成指数（GI）和血糖负荷指数（GL）。血糖生成指数大家可能比较熟悉，血糖生成指数低的水果在胃肠道停留时间长，葡萄糖释放缓慢，如柚子、苹果、草莓等，黄瓜、番茄也可以替代水果食用。

不同血糖生成指数的水果见表13-1。

表12-1　不同血糖生成指数的水果

血糖生成指数	常见水果
高血糖生成指数	西瓜、枣
中血糖生成指数	芒果、菠萝、葡萄干等
低血糖生成指数	苹果、梨、桃、樱桃、柚子、草莓、香蕉、李子等

从表中来看，其实我们生活中最常吃到的水果大都属于中、低血糖生成指数的食物，只有西瓜等少数水果血糖生成指数较高。但是，这并不是说明想要控制血糖，西瓜就不能吃了。西瓜虽然升血糖的"能力"很强，但其含糖量并不高，适量吃西瓜对血糖的影响并不大。那么这就涉及血糖负荷指数的概念了。如果说血糖生成指数是告诉我们选择什么水果，那么血糖负荷指数就是告诉我们应该吃多少。血糖负荷指数＝食物中的碳水化合物含量×食物的血糖生成指数值÷100。实验证明，当食物的血糖负荷指数＜10时，属于低负荷饮食，对血糖变化影响很小，可以理解成吃水果的"安全量"。比如两餐之间，我们吃一小块250g的西瓜解渴，那这份加餐的血糖负荷指数＝250×5.5%（西瓜的碳水化合物含量）×72（西瓜的血糖生成指数值）÷100＝9.9，结果＜10，那么250g西瓜就是所谓的"适量"，糖尿病患者这么吃是较为安全的。如果摄入500g的西瓜，它的血糖负荷指数值就变成了19.8，对我们血糖的影响就比较大了。

因此，大家一定要知道，比吃什么更重要的是你吃了多少！

除此之外，血糖高的老年人在吃水果时还应注意以下几点：①尽量吃新鲜的水果。相比起果干和罐头类水果，新鲜水果的血糖生成指数值较低。②尽量吃完整的水果。榨汁、蒸煮等加工方式都会使水果的血糖生成指数值升高，尤其是去掉了所有膳食纤维的纯果汁，血糖生成指数值太高，不建议过多饮用。③浓缩加工的水果不要吃。山楂片、杏干中的糖含量远远比原水果中的要高很多。

问题三十七：真的可以对"无糖食品"不设防吗？

很多老年人，尤其是很多患有糖尿病的老年人一听到"无糖食品"，如无糖面包、无糖糕点就趋之若鹜，觉得可以没有忌惮地吃了，反而导致血糖居高不下。

首先我们需要明白什么是"无糖食品"。它并不是真正没有甜味的食品，而是指不含蔗糖、葡萄糖、麦芽糖、果糖等精制糖，而含有木糖醇、山梨醇、麦芽糖醇以及阿斯巴甜、甜菊糖等食糖替代品生产加工的甜食品。"无糖食品"一般含糖量≤0.5 g/（100 g·100 ml）。

虽然不含有蔗糖，但是大部分"无糖食品"含有淀粉和脂肪。很多老年人一听到"无糖食品"，没有了对糖的忌惮，反而摄入的食物量更多，导致能量摄入增加，血糖随之升高。因此，糖尿病患者一定要知道，比控糖更重要的是控制总能量，而不是单一的某种食物。

问题三十八：喝粥能让血糖"跳舞"？

粥一般都会煮得很烂，人喝进去之后消化得会很快，血糖也会随之升得很快。而且粥消化得快，人饿得也快，有的时候你喝粥了，没吃其他的，那很可能不到点你就会感觉饿了，饿了之后你就需要吃别的东西，那这时你的血糖就像在跳舞一样，上下不停地波动。

问题三十九：糖尿病患者用不用定期检测糖化血红蛋白？

除了血糖、血压这些糖尿病患者可以自行监测的项目外，糖化血红蛋白以及尿酮、尿微量蛋白、尿糖的监测也很重要，但为了确保检查结果的准确性，这些监测必须要到医院去做。其中，糖化血红蛋白可以稳定地反映人体两三个月以来的血糖平均水平，反映体内葡萄糖代谢的情况。根据化验结果，医生能判断患者的保健、治疗方案是否有效，吃得是否合适，运动是否得当，血糖是否控制得好，是否需要给患者调整治疗方案。

有的糖尿病患者看自己空腹血糖和餐后血糖比较正常，就不愿意测糖化血红蛋白，殊不知，每次测的空腹血糖或餐后血糖，只能代表血糖当时的情况，而不能反映一段时间里人的总体血糖情况。因此，定期检测糖化血红蛋白还是非常重要的。

问题四十：冠心病患者不宜多饮可乐吗？

可乐不是任何人都可以开怀畅饮的，尤其是患有冠心病及其他心脏病的人，不宜过多饮用。这是因为，可乐含有咖啡碱，如果一次饮用得过多，则可因咖啡碱对胃黏膜的刺激作用而引起恶心、呕吐及眩晕、心悸。

老年人如一次饮用过多的可乐就会产生相应症状，表现为躁动不安、呼吸加快、肌肉震颤、心动过速及心律不规则。冠心病患者由于心肌及心脏兴奋传导组织的异常，常易发生心脏电生理紊乱，出现心律失常。严重心律失常是冠心病患者的主要死因。如果大量饮用可乐，则可能诱发严重的心律失常，产生不良后果。此外，大量咖啡碱可刺激冠状动脉血管，引起血管痉挛。冠心病患者的冠状动脉本来因发生粥样硬化而狭窄，如再发生血管痉挛，就可引起心肌的供血不足而诱发心绞痛，严重者可发生心肌梗死。故冠心病患者千万不可多饮可乐。

问题四十一：老年人预防哮喘要少吃盐吗？

过量摄入食盐不仅会诱发高血压，而且能加重哮喘。气道高反应性和支气管痉挛是哮喘的主要病因，而过量摄入食盐可使哮喘患者支气管平滑肌对过敏原刺激产生强烈的反应，加重支气管痉挛。哮喘患者对于盐十分敏感，所以应采用低盐饮食，以控制哮喘发作。因此，老年哮喘患者在日常饮食中更应注意限制食盐的摄入量。

问题四十二：肾病患者吃蔬菜有哪些宜忌？

有肾病的老年人不能吃高蛋白和高盐分的食物，至于蔬菜方面，可吃冬瓜、丝瓜、竹笋、萝卜、青菜等。如伴有高血压者，可吃藕、玉米、芹菜；并发血尿，尿中红细胞多者，可吃刺儿菜、马兰等野菜。

肾病患者应少吃香菜；尿毒症高血钾者忌食高钾食品，如香蕉、柑橘、土豆、番茄、南瓜、茶叶、酱油、味精，血钾低的患者则相反；血尿酸高者尤其忌食动物内脏、鱼虾蟹蚌、啤酒、菇类、豆类、菠菜。

问题四十三：患者吃水果有哪些注意事项？

对一些特定人群来说，某些水果不宜多吃：苹果含有大量的糖类和钾，摄入过多不利于心、肾保健，因此患有冠心病、心肌梗死、肾病、糖尿病的人，不宜多吃苹果；香蕉性寒，含钠多，患有慢性肾炎、高血压、水肿者尤应慎吃；西瓜肉质寒凉，心力衰竭者和水肿严重的患者不宜多吃；荔枝连续大量地食用，会使人面色苍白，产生头晕、心慌、出冷汗、打呵欠、乏力等症状；柿子肉含有大量的鞣质，鞣质收敛力强，故便秘患者不宜多吃。

问题四十四：长期憋尿会憋出肾炎吗？

日常生活中一些不起眼的坏习惯也会引发肾脏疾病。

有些老年人平时会由于各种原因忘了喝水，上厕所也经常"一拖再拖"，时间一长就养成了憋尿的习惯。在体检时发现自己竟然得了慢性肾炎。长期憋尿不仅容易引起膀胱损伤，尿液长时间滞留在膀胱还极易造成细菌繁殖，一旦反流回输尿管和肾脏，其中的有毒物质就会造成肾脏感染，从而引发尿路感染、肾炎甚至尿毒症。

因此，即使再繁忙，也不要忘了勤喝水并按时如厕。一旦养成了憋尿的习惯，就会在不知不觉间影响肾脏的健康。而肾脏疾病在早期往往又没有特殊的症状，很多患者都是在急性发作或疾病进入晚期时才后悔莫及。

除了要定期做尿常规和肾功能检查外，在日常生活中尤其不能忽视腰酸、水肿、尿液颜色改变、夜间排尿增多、高血压等症状。一旦发现这些肾脏疾病的蛛丝马迹，一定要及时就诊。

问题四十五：随意吃药容易把肾吃坏吗？

因滥用药物而导致肾损害的病例近年来屡见不鲜。医院几乎每个月都会遇到因随意吃药而引发肾炎的患者。

人体内产生的很多"垃圾"都通过肾脏由尿液排出，其中也包括药物在体内的代谢产物。有些药物对肾脏有明显的毒性和副作用，包括庆大霉素和卡那霉素等抗生素药物、非甾体类解热镇痛药和一些复方感冒药。因此，没有明确诊断为上呼吸道感染并发细菌感染的患者，不要自行服用抗生素。感冒发热后也不应随意吃药，而是要在医生的指导下根据自身的症状正确服用药物。尤其是肾功能不佳及已患有慢性肾脏病的人更要谨慎用药。

除了上述药物外，长期服用某些抗肿瘤的化疗药物、减肥药、女性避孕药物等也会引起不同程度的肾损害。

问题四十六：补充抗氧化剂可以预防衰老吗？

抗氧化似乎已经成为一种热词，只要是对健康养生比较感兴趣的人恐怕都听过"抗氧化""自由基"这些词语。如今在食品、保健品领域，只要带上"抗氧化"字眼，往往让人趋之若鹜。那么究竟什么是抗氧化，抗氧化和抗衰老之间有什么样的联系呢？

20世纪40年代有物理学家提出"自由基理论"可以用来解释人类的衰老现象，之后又进一步提出抗氧化剂可以延缓衰老的理论，甚至会预防肿瘤、心血管疾病、类风湿关节炎、帕金森病等疾病的发生。人体自身也存在一定的抗氧化系统，然而现在人们还不断在膳食中寻找可能的抗氧化剂，比如维生素E、类胡萝卜素、维生素C、锌、硒、脂肪酸等多种营养素，茶多酚、多糖、葡萄籽、原花青素、大豆异黄酮等成分也具有明显的抗氧化作用。

虽然近年来关于抗氧化剂在临床上应用的研究很多，但是能够得出明确结论的却很少，甚至有一些研究还发现补充人工抗氧化剂会对身体产生危害。比如国外很多临床营养方面的研究都发现人为补充抗氧化剂，并不能有效预防冠状动脉硬化。一些涉及几十万人的大型临床研究也并没有得出人为补充抗氧化剂对降低死亡率有帮助的结论。

自然界食物中含抗氧化功能成分的食物是非常丰富的，比如新鲜蔬菜、水果中含有丰富的维生素C、β-胡萝卜素，绿茶中含有丰富的茶多酚，紫色食物中含有丰富的花青素，大豆是大豆异黄酮的优质来源等。可见，自然界中的天然抗氧化剂很丰富，而且进入人体后比较稳定，在机体内存留时间长，最重要的是对机体并没有危害。

因此，目前还是建议不要乱用抗氧化剂，药补不如食补。

问题四十七：关于胶原蛋白，你了解多少？

胶原蛋白对于大多数的女性应该是非常熟悉的名词了，流行多年依然经久不衰，因其宣传的抗衰老、紧致毛孔、恢复皮肤弹性的功效，激发了爱美女性们的购买热情。不过，对于胶原蛋白你了解多少呢？胶原蛋白真有宣传的那样神奇吗？

正常情况下，均衡饮食和足够的蛋白质及维生素摄入，人体就能够合成足够的胶原蛋白。但是随着年龄的增长，成纤维细胞的合成能力下降，若皮肤中缺乏胶原蛋白，胶原纤维就会发生联固化，使细胞间黏多糖减少，皮肤便会失去柔软、弹性和光泽，发生老化、色斑、皱纹等。

为了延缓衰老，各种富含胶原蛋白的产品应运而生，有口服，有外用。但是，吃胶原蛋白产品，能直接补到皮肤上吗？还真不一定。首先，胶原蛋白属于不完全蛋白，因为它所含必需氨基酸的种类不齐全，不能满足人体的生长发育和维持生命活动，所以不作为蛋白质来源的主要选择。其次，胶原蛋白在经过消化系统后，和其他蛋白质一样，都是以氨基酸的形式被吸收，重新被身体组装，不一定会作用到皮肤上。比如多喝富含胶原蛋白的骨肉汤、口服胶原蛋白补品等，其真正能到达肌肤并起作用的量非常有限，且其过程比较长，效率也偏低。胶原蛋白针剂直接皮下注射，主要用于填充深的皱纹、皮肤损伤造成的缺损（如青春痘所致痘印）和修补脸型的缺陷等，其效果立竿见影。但注射到皮肤内的胶原蛋白会被人体逐渐吸收，因此其功效只能维持半年至一年，而且少数人群可能会出现过敏、感染等副作用。

问题四十八：怎样吃素更健康？

素食是一种饮食习惯和饮食文化，是以不食肉、家禽、海鲜等动物性食物为饮食方式，又细分为全素、蛋素、奶素、蛋奶素等。完全戒食动物性食物为全素食；不戒蛋、奶等为蛋奶素。但从营养学角度看，单纯吃素食，如果膳食安排不合理，并不能充分供给蛋白质、矿物质等营养素，容易出现蛋白质、铁、锌、维生素A等营养素缺乏，易患贫血、肥胖、胆结石等，甚至影响生育功能。那么怎样吃素才能保证营养均衡、身体健康呢？

1.主食的选择

主食应粗细搭配，增加全麦面包、胚芽面包、糙米等的摄入。因与细粮相比，粗粮中含有更多的膳食纤维、B族维生素以及矿物质等。因此，为了弥补缺乏动物性食物带来的某些营养素的不足，素食者应增加主食种类，减少精米、精面的摄入，增加全谷类食物在主食中的比例。

2.增加豆类摄入

大豆及豆制品中含有丰富的优质蛋白、不饱和脂肪酸、B族维生素、矿物质等物质。素食者由于动物性食物摄入的缺乏，大豆及豆制品成为素食者优质蛋白的主要来源。建议每天摄入大豆50～80 g或等量豆制品。蛋奶素食者，因进食蛋和奶制品，可适量减少大豆及豆制品的摄入量，每天30～60 g大豆或等量豆制品即可。

3.适当食用坚果

坚果中含有丰富的不饱和脂肪酸、矿物质等，但坚果能量较高，应注意食用量。因素食者容易出现营养素缺乏，因此，应适当增加坚果的食用量。中国营养学会并没有坚果的具体推荐量，英国食品标准局建议素食者每日摄入坚果15 g。

4.蔬菜、水果充足

在选择蔬菜、水果方面，尽量多选择颜色较深的食物，因为一般颜色越深的食物，其营养素含量越高。且新鲜蔬果中富含维生素C，有利于植物性食物中非血红素铁的吸收。对于因为不吃肉而易出现贫血的素食者而言，摄入充足的新鲜蔬果是防治贫血的重要的一环。

5.特定人群注意微量营养素的补充

在日常生活中，很多老年人摄入动物性食物较少，甚至为素食主义者。因此，对于这类老年人群而言，要询问其素食原因，对无宗教信仰人群，加强营养宣教，纠正不良饮食习惯；对于无法改变饮食结构的人群，应寻求专业营养科医生的指导，正确使用膳食补充剂。

问题四十九：老年人容易缺乏的营养素有哪些?

人至老年，由于性激素含量减少，会导致出现一系列精神及躯体上的表现，即我们常说的更年期综合征。这虽然是不可避免的时期，但是通过补充营养素却能够起到缓解症状的作用，所以从进入中年期开始就要注意一些营养素的补充。以下就列举几种容易缺乏的营养素。

1.蛋白质

由于体内细胞衰亡和体内各种代谢，不可避免地会发生蛋白质丢失，并且随着机体老化及体内分解代谢的增强，负氮平衡就难以避免。充足的蛋白质不仅能让人体组织减缓衰老，还能够很好地提高免疫力、修护身体组织等。在平时必须要多补充一些含有蛋白质，尤其是优质蛋白的食物，如牛奶及奶制品、鸡蛋、畜类瘦肉、鱼类、家禽类及大豆和豆制品。另外，大豆还富含大豆异黄酮和皂苷，可抑制体内脂质过氧化，增加冠状动脉和脑血流量，对于预防和缓解更年期综合征、预防衰老和心脑血管疾病有重要作用，常食对老年人尤其有利。

2.膳食纤维

膳食纤维是一种不能被人体消化的碳水化合物，分为水溶性膳食纤维和非水溶性膳食纤维。全谷物、薯类、新鲜的蔬菜、水果等都是膳食纤维的良好来源。膳食纤维是健康饮食不可缺少的，在保持消化系统健康方面扮演着重要的角色，同时，摄取足够的膳食纤维也可以预防心血管疾病、癌症、糖尿病以及其他疾病，同时可稀释和加速移除食物中的致癌物质和有毒物质，保护脆弱的消化道和预防结肠癌，还可以降低血糖和胆固醇。中国营养学会建议每日膳食纤维摄入量为25～35 g。但我国居民膳食纤维摄入量严重不足，这是生活方式性疾病高发的重要因素。但我们在补充膳食纤维的时候，注意千万不要矫枉过正，不可一味摄入高膳食纤维的食物，以免引起胃肠道不适以及干扰矿物质吸收。所以在日常饮食中，我们应做到食物多样化，以谷类为主，粗细搭配。如有胃肠道不适的人群，应减少膳食纤维的摄入量。

3.钙

钙是一种非常重要的常量元素，是人体含量最多的矿物质。体内钙更新的速度随着年龄增长而减慢。人体骨量在30～35岁达到峰值，称为峰值骨量；达到峰值至40岁，骨量处于相对稳定期，之后随着年龄的增长，逐渐降低，尤其是女性在停经后随着雌激素的迅速下降，骨量快速流失。如果钙摄入不足，易导致骨量减少、骨质疏松症等，出现腰酸背痛、抽筋、手脚发麻、脱发、烦躁、失眠多梦等症状，甚至发生骨质疏松性骨折。中国营养学会推荐每日膳食钙摄入量18～50岁为800 mg，50岁及以上为1 000 mg。

4.铁

老年人对铁的吸收利用能力下降，造血功能减退，血红蛋白含量减少，易出现缺铁性贫血。在平时的饮食中，多选择血红素铁含量高的食物，如动物肝脏、瘦肉、动物血等，还有非血红素铁食物，如蛋黄、黑木耳、绿叶菜等。同时还应多食用富含维生素C的蔬菜、水果，可促进非血红素铁的吸收。

5.维生素

维生素具有广泛的生理功能，人对任何一种维生素虽需求量较低，但它对人体健康都发挥着重要的作用。如B族维生素，是维持人体正常功能与代谢活动不可或缺的水溶性维生素，同时也是维护神经传导的因子，充足的B族维生素对维持神经系统的正常功能具有重要的作用；具有减轻疲倦、缓解失眠症状、促进消化吸收等作用；对于预防心血管疾病、防治失眠和记忆力减退甚至阿尔茨海默病有着重要的作用。像麦麸、动物肝脏、红瘦肉、绿叶菜、坚果等食物中都含有丰富的B族维生素。维生素A、维生素C、维生素E为维生素抗氧化"铁三角"，对于抗衰老、美容养颜、抗癌防癌、预防心脑血管疾病等都有不错的作用。动物肝脏、深色植物性食物如胡萝卜、西蓝花、南瓜等维生素A前体含量较高，新鲜的蔬菜、水果中维生素C含量很高，坚果是维生素E的良好来源。需要注意的是，维生素A、维生素E为脂溶性维生素，从食物中补充是相对安全的，如果使用维生素制剂，应在医生指导下使用。

问题五十：老年人食用高膳食纤维食物，是多多益善吗？

膳食纤维对健康的益处毋庸置疑，但过量补充膳食纤维则存在健康隐患。一般而言，每日进食20~35 g膳食纤维对大多数人而言较为适宜。

大量食用膳食纤维，有以下危害：①可能使胃排空延迟，导致腹胀、早饱、消化不良等症状出现。特别是儿童和老年人，在进食大量膳食纤维食物，如韭菜、芹菜、黄豆等后，会出现上腹不适、嗳气、腹胀、食欲下降等现象，甚至还可能影响下一餐的进食。②延缓糖分和脂类吸收，同时也在一定程度上阻碍了部分常量元素和微量元素的吸收，特别是阻碍了钙、铁、锌等元素的吸收。③大量进食膳食纤维，特别是不溶解的膳食纤维，将导致胃肠蠕动减缓，使蛋白质的消化吸收能力降低。④对部分糖尿病患者而言，大量补充膳食纤维可能导致低血糖反应。部分糖尿病患者血糖波动大，往往会因饮食、运动、药物（包括胰岛素）的改变或控制不当而出现低血糖反应。另外，有些糖尿病患者如果突然在短期内由低膳食纤维饮食变更为高膳食纤维饮食，会出现一系列消化道不耐受的反应。需要注意的是，注射胰岛素的糖尿病患者更加不宜大量补充膳食纤维。